国家执业药师职业资格考试 必背 采分 点

药学专业知识（二）

主 编 ◎ 陈 华

扫码加入读者圈
与作者深入交流
获取最新大纲变化资讯

全国百佳图书出版单位
中国中医药出版社
·北 京·

图书在版编目（CIP）数据

药学专业知识（二）/陈华主编．—北京：中国中医药出版社，2022.3
国家执业药师职业资格考试必背采分点
ISBN 978 - 7 - 5132 - 7442 - 5

Ⅰ．①药… Ⅱ．①陈… Ⅲ．①药物学 - 资格考试 - 自学参考资料
Ⅳ．①R9

中国版本图书馆 CIP 数据核字（2022）第 031155 号

中国中医药出版社出版

北京经济技术开发区科创十三街 31 号院二区 8 号楼
邮政编码　100176
传真　010 - 64405721
三河市同力彩印有限公司印刷
各地新华书店经销

开本 787 × 1092　1/32　印张 11　字数 210 千字
2022 年 3 月第 1 版　2022 年 3 月第 1 次印刷
书号　ISBN 978 - 7 - 5132 - 7442 - 5

定价　45.00 元
网址　www.cptcm.com

服 务 热 线　010 - 64405510
购 书 热 线　010 - 89535836
维 权 打 假　010 - 64405753

微信服务号　zgzyycbs
微商城网址　https：//kdt.im/LIdUGr
官 方 微 博　http：//e.weibo.com/cptcm
天猫旗舰店网址　https：//zgzyycbs.tmall.com

药学专业知识（二）
编委会

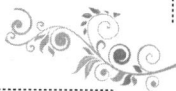

前　言

国家执业药师职业资格考试属于职业准入考试，凡符合条件经过考试并成绩合格者，颁发"执业药师职业资格证书"，表明其具备执业药师的学识、技术和能力。本资格在全国范围内有效。考试分药学专业和中药学专业。由于考试重点、难点较多，广大考生在复习考试中很难适应，这对于专业基础比较薄弱、信心不足的考生来说，非常有必要借助考试辅导用书来提高自身的应试能力。

应广大考生要求，多年从事执业药师职业资格考试考前培训的权威专家团队依据最新版《国家执业药师职业资格考试大纲》，编写了这套《国家执业药师职业资格考试必背采分点》丛书。本套丛书共7本，分别为《药事管理与法规》《药学专业知识（一）》《药学专业知识（二）》《药学综合知识与技能》《中药学专业知识（一）》《中药学专业知识（二）》《中药学综合知识与技能》。丛书将考试大纲和复习指导用书融为一体，根据考试真题或常考习题，划出"必背采分点"，便于考生利用碎片时间复习；同时加入考试真题，帮助学生熟悉出题思路，使其临考不至于慌乱，并对难点和重点给予考点提示，便于考生掌握。本套丛书主要供参加国家执业药师职业资格考试的考生使用。

我们相信，只要考生们认真学习，在本套丛书的帮助下一定能够顺利通过国家执业药师职业资格考试。

《国家执业药师职业资格考试必背采分点》编委会

2020 年 12 月

编写说明

　　本书是 2021 年《国家执业药师职业资格考试必背采分点》丛书之一，由多年从事执业药师考前培训的权威专家根据最新版《国家执业药师职业资格考试大纲》及《国家执业药师职业资格考试指南》的内容要求精编而成。

　　本书将考试大纲和复习指导用书融为一体，书中内容按照章节编排，包括精神与中枢神经系统疾病用药；解热、镇痛、抗炎、抗风湿药及抗痛风药；呼吸系统疾病用药；消化系统疾病用药；心血管系统疾病用药；血液系统疾病用药；利尿药和泌尿系统疾病用药；内分泌系统疾病用药；抗菌药物；抗病毒药；抗寄生虫药；抗肿瘤药；糖类、盐类、酸碱平稳调节药与营养药；生殖系统用药、性激素及生育用药；眼科、耳鼻喉科用药；皮肤及外用药。以历年考试真题或常考习题为重点，划出"必背采分点"，非常便于记忆。同时加入考试真题，并对难点和重点给出少量的"考点提示"，复习重点突出，便于考生掌握考试脉络。本书具有很强的针对性和实用性，供参加 2021 年国家执业药师职业资格考试的考生使用。

本书涉及内容广泛，如有不妥之处，恳请各位读者提出宝贵意见，以便再版时修订提高。

《药学专业知识（二）》编委会

2020 年 12 月

目　录

第一章　精神与中枢神经系统疾病用药

第一节　镇静与催眠药

必背采分点

1. 中枢镇静催眠药包括巴比妥类、**苯二氮䓬类**、醛类、环吡咯酮类及其他非苯二氮䓬类和褪黑素类。

2. 巴比妥类药引起中枢神经系统**非特异性抑制作用**，作用于中枢神经的不同部位，使之从兴奋转向抑制，出现镇静、催眠和基础代谢率降低。

3. 巴比妥类药物口服后容易从**胃肠道**吸收，其钠盐的水溶液经肌内注射也易被吸收。

4. 巴比妥类药物在体内主要经由**肝脏**转化和肾脏排出。

5. 苯二氮䓬类药物口服 1~2 小时内从胃肠道吸收，**地西泮**吸收最快。

6. 苯二氮䓬类药的**血浆蛋白**结合率较高，在体内主要经肾脏排泄。

7. 佐匹克隆口服后吸收迅速，生物利用度约**80％**，血浆蛋白结合率低，重复给药无蓄积作用，以代谢产物形式主要经由肾脏排泄。

8. 巴比妥类药物常见嗜睡、精神依赖性、步履蹒跚、肌无力等"**宿醉**"现象。

9. 苯二氮䓬类药物常见嗜睡、精神依赖性、步履蹒跚、共济失调，突然停药后可能发生<u>撤药症状</u>。

10. 苯二氮䓬类与西咪替丁合用，**可抑制本类药物在肝脏的氧化代谢，如抑制氯氮䓬和地西泮代谢**，血浆药物浓度升高，但对劳拉西泮无影响。

11. 呼吸抑制、显著的神经肌肉呼吸无力、严重肝损害者禁用<u>硝西泮</u>、氟西泮。

12. 长期应用巴比妥类药患者，合用乙酰氨基酚类药，会降低乙酰氨基酚类药的疗效，增加<u>肝中毒</u>危险。

13. 巴比妥类与<u>氯胺酮</u>同时使用，特别是大剂量静脉给药，有血压降低、呼吸抑制的风险。

14. 苯二氮䓬类与抗高血压药或利尿降压药合用，可增强降压效果。与钙通道阻滞剂合用，可使**体位性低血压**加重。

15. <u>普萘洛尔</u>与苯二氮䓬类抗惊厥药合用，可致癫痫发作类型或频率改变，应及时调整剂量。

16. 唑吡坦与氯丙嗪合用，可延长氯丙嗪的血浆药物清除时间；与丙米嗪合用，可增加嗜睡反应和**逆行性遗忘**的发生，并降低丙米嗪的峰浓度。

17. 佐匹克隆与**肌松药**或其他中枢神经抑制剂合用可增强镇静作用；与苯二氮䓬类抗焦虑药或催眠药合用，可增加戒断症状的出现。

18. 对焦虑型、夜间醒来次数较多或早醒者可选用**氟西泮**，其起效快，作用时间长，近似生理睡眠，醒后无不适感。

19. **地西泮**也属于长效药，但目前临床不常用于治疗失眠，因为其作用持续时间长并且可以导致活性代谢产物蓄积。

20. 雷美替胺能有效治疗以睡眠诱导困难为特征的**慢性**和一过性失眠症，缩短持续睡眠平均潜伏期。

21. **地西泮**用于焦虑、镇静催眠、抗癫痫和抗惊厥，并缓解炎症所引起的反射性肌肉痉挛等。

22. **地西泮**也可用于治疗惊厥、紧张性头痛及家族性、老年性和特发性震颤，或手术麻醉前给药。

23. 地西泮可使伴呼吸困难的重症肌无力患者病情加重，对伴有**严重慢性阻塞性肺部病变者**，可加重通气衰竭。

24. 唑吡坦用于治疗**严重睡眠障碍**：偶发性失眠症

和暂时性失眠症。

25. **唑吡坦**禁用于对本药过敏者；睡眠呼吸暂停综合征患者；严重呼吸功能不全者；肌无力患者；严重、急性或慢性肝功能不全者。

26. 佐匹克隆口服用量：①成人1次7.5mg，睡前服用。②老年人剂量：老年患者推荐1次3.75mg，睡前服用；必要时可增至7.5mg。③肝功能不全者：剂量1次3.75mg，睡前服用。④**15岁以下儿童**不宜使用本药。

27. 佐匹克隆妊娠期慎用；哺乳期**不宜**使用。

28. 地西泮口服用量：6个月以上儿童，1次1～2.5mg或40～200μg/kg或1.17～6mg/m²，1日3～4次，用量根据情况酌量增减。最大剂量不超过**10mg**。

29. 地西泮可透过**胎盘屏障**。在妊娠初期3个月内，有增加胎儿致畸的危险，妊娠期间尽量勿用。

第二节 抗癫痫药

🎓**必背采分点**

1. 癫痫分为多种类型，常见的有部分性发作，属于局限性发作；失神性发作（小发作）、强直－阵挛性发作（大发作），属于**全身性**发作，以及癫痫持续状态。

2. 二苯并氮䓬类的代表药有**卡马西平、奥卡西平**。

3. 卡马西平具有抗惊厥、抗癫痫、抗神经性疼痛等多种作用，**抗癫痫**主要通过增强钠通道的灭活效能，限制突触后神经元高频动作电位的发散，以及通过阻断突触前钠通道和动作电位发散，阻断神经递质的释放，从而调节神经兴奋性，产生抗癫痫作用。

4. 乙内酰脲类药物通过**减少钠离子内流**而使神经细胞膜稳定，限制 Na^+ 通道介导的发作性放电的扩散。

5. 乙内酰脲类代表药**苯妥英钠**可延长通道失活时间而减少钠和钙离子内流，抑制神经元持续性高频发放，阻止异常放电向周围的传导。

6. **拉莫三嗪**为电压敏感性钠通道阻滞剂，通过减少钠通道的钠内流而增加神经元的稳定性。

7. 人体中存在 2 种谷氨酸受体：离子通道型和**代谢型**。

8. 离子通道型受体通过**与谷氨酸结合**激活离子通道，而代谢型受体通过 G 蛋白信号级联间接激活离子通道。

9. 卡马西平口服吸收慢而不规律，经**肝脏**代谢，并能诱发肝药酶活性，加速自身代谢，代谢产物存在药理活性，经肾脏和粪便排泄。

10. 苯妥英钠口服吸收较缓慢，绝大部分在**小肠内**

吸收，肌内注射吸收不完全且不规律。

11. 苯妥英钠血浆蛋白结合率高，主要与**白蛋白**结合。

12. 苯妥英钠体内代谢过程存在限速或饱和现象，在小剂量时代谢呈一级动力学过程，而大剂量、血药浓度较高时则为**零级动力学过程**。

13. 苯妥英钠半衰期随着剂量与血药浓度的变化而发生改变，当剂量增大、血药浓度较高时，其半衰期延长，容易出现**蓄积中毒**。

14. 苯巴比妥主要在肝脏经 CYP 系统代谢，**25%**以原型经肾脏排泄。

15. 左乙拉西坦最常见的副作用为**镇静**。

16. 卡马西平与单胺氧化酶抑制剂合用可引起高热或高血压危象，严重者惊厥甚至死亡，两药应用至少间隔**14 日**。当卡马西平用于治疗癫痫时，单胺氧化酶抑制剂可以改变癫痫发作类型。

17. 苯妥英钠与**香豆素类**抗凝血药、氯霉素、异烟肼等药合用，使苯妥英钠的血浆药物浓度增高，从而增强疗效或引起不良反应。

18. 苯妥英钠与卡马西平合用，可通过肝药酶诱导而**降低**卡马西平的血浆药物浓度。

19. 拉莫三嗪合用**丙戊酸钠**，两药对肝脏代谢的竞争引起丙戊酸钠浓度降低，而拉莫三嗪的代谢减慢，半衰期大幅延长，出现不良反应的风险增加。

20. 卡马西平常引发**视物模糊**、复视、眼球震颤、头痛。

21. 使用卡马西平可致再生障碍性贫血和**粒细胞缺乏**，治疗期间若出现明显骨髓抑制应考虑停药。

22. 卡马西平禁用于已知对卡马西平和相关结构药物过敏者；房室传导阻滞者；血清铁严重异常；有骨髓抑制史的患者；具有肝卟啉病病史的患者；严重肝功能不全等病史者；应避免与**单胺氧化酶抑制剂**合用。

23. 在服用卡马西平之前，停服单胺氧化酶抑制剂至少**两周**，若临床状况允许可更长。

24. 苯妥英钠不良反应与血浆药物浓度密切相关，血浆药物浓度超过 $20\mu g/mL$ 时出现眼球震颤，超过 $30\mu g/mL$ 时出现共济失调，超过**$40\mu g/mL$** 会出现严重不良反应，如嗜睡、昏迷。

25. 丙戊酸钠禁用于对本药、双丙戊酸钠或丙戊酰胺过敏者；肝病或明显肝功能损害（包括急慢性肝炎、肝卟啉病）者；有严重肝炎（尤其**药源性**）史或家族史者；有药源性黄疸个人史或家族史者。

26. 加巴喷丁可引发过敏反应，严重的有**Stevens－Johnson 综合征**，罕见的有癫痫大发作、昏迷。

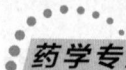

27. 妊娠及哺乳期妇女应用抗癫痫药有**致畸**风险，尤其神经管和其他相关缺陷的风险增加，特别是与卡马西平、拉莫三嗪、奥卡西平、苯妥英钠、丙戊酸钠联合应用。

28. 对接受抗癫痫药治疗的妇女，为降低神经管缺陷的风险，建议在妊娠前和妊娠期应**补充叶酸**，1日 5mg。

29. 卡马西平用于治疗癫痫、躁狂症、三叉神经痛、神经源性尿崩症、糖尿病神经病变引起的疼痛；预防或治疗**躁狂－抑郁症**。

30. 卡马西平用于躁狂症的治疗和躁狂－抑郁症的预防治疗，剂量每日 400～1600mg，通常剂量每日**400～600mg**，分 2～3 次服用。

31. 老年人对卡马西平较为敏感，可引起认知功能障碍、精神错乱、激动、不安、焦虑、房室传导阻滞或心动过缓，也可引起**再生障碍性贫血**。

32. 苯妥英钠也适用于**洋地黄中毒**所致的室性及室上性心律失常。

33. 苯妥英钠可透过胎盘屏障而致畸；服用苯妥英钠的孕妇所分娩的新生儿发生危及生命的出血危险性增高，通常在出生后**24 小时内**。

34. 癫痫患者应用苯妥英纳治疗后需观察**9～14 日**，

当患者不能耐受或有过敏反应时，须立即停药。

35. 丙戊酸钠肝病或**明显肝功能损害**者禁用；肾功能不全者需减少剂量，且应根据临床监测调整剂量。

历年考题

【X 型题】患者，女，30 岁，因患癫痫，正在服用抗癫痫药，目前计划怀孕，执业药师对其用药教育的内容有（　　）

　　A. 应权衡利弊，妊娠期服用抗癫痫药有致畸风险，注意监测和产前筛查

　　B. 妊娠前和妊娠期建议每日补充 5mg 叶酸

　　C. 妊娠期应监测抗癫痫药的血药浓度

　　D. 妊娠后期 3 个月建议补充维生素 K

　　E. 抗癫痫药物规律服用半年后，如无发作方可停药

【考点提示】ABCD。①拟妊娠或妊娠期妇女应向专家咨询，并提供产前筛查（甲胎蛋白检测和孕中期超声波检查）。②对接受抗癫痫药治疗的妇女，为降低神经管缺陷的风险，建议在妊娠前和妊娠期应补充叶酸，每日 5mg。③抗癫痫药在血浆中的浓度在妊娠期可发生改变，尤其是在妊娠后期。抗癫痫药的剂量在妊娠期和分娩后应小心监测，并根据临床情况随时调整。④在妊娠

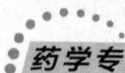

后期 3 个月给予维生素 K，每日 10mg，可以有效地预防任何抗癫痫药相关的新生儿出血的风险。

第三节　抗抑郁药

必背采分点

1. 抑郁症是一种常见的精神障碍，**以持续的心境恶劣**与情绪低落、兴趣缺失、精力不足等为主要临床特征，常伴随认知或神经运动障碍或躯体症状。

2. 氟西汀用于抑郁症，成人每次口服 20mg，每日 1 次，如必要 3~4 周后加量，最大量不超过每日**60mg**。

3. 米氮平口服，成人起始一次**15mg**，一日 1 次（可睡前顿服），渐加剂量至最佳疗效，有效剂量为一日 15~45mg。肝肾功能不全者应减量。

4. 度洛西汀口服用量：成人推荐起始剂量每次**20~30mg**，每日 2 次，临床研究尚未证实每日剂量超过 60mg 可增加疗效。

5. 四环类抗抑郁药代表药为**马普替林**。

6. **选择性 5－羟色胺再摄取抑制剂**与胆碱受体、组胺受体、肾上腺素受体几乎无亲和力。

7. 5－羟色胺再摄取抑制剂（SSRI）的疗效与三环

类抗抑郁药几无差异，但安全性和耐受性有了很大的改进。**戒断反应**也是 SSRI 较常见的不良反应。

8. 在服用 SSRI 的妊娠妇女中，新生儿出现**戒断反应**也较常见。

9. 单胺氯化酶抑制剂代表药为**吗氯贝胺**，口服吸收完全，达峰时间为 1 ~ 2 小时，血浆蛋白结合率 50%，分布全身，可进入乳汁。

10. 氟西汀需停药**5 周**才能换用单胺氧化酶抑制剂，其他 5 – HT 再摄取抑制剂需 2 周。单胺氧化酶抑制剂在停用 2 周后才能换用 5 – HT 再摄取抑制剂。

11. 选择性 5 – HT 再摄取抑制剂如迅速停药，可出现胃肠道紊乱、头晕、感觉障碍、睡眠障碍、恶心、出汗、激惹、震颤、意识模糊等，其中**出汗**是突然停药或大剂量减药的最常见症状。

12. **5 – HT 及去甲肾上腺素再摄取抑制剂**对难治性抑郁症的疗效明显优于 5 – 羟色胺再摄取抑制剂，甚至对多种不同抗抑郁药治疗失败者有效。

13. **三环类**抗抑郁药常见不良反应是抗胆碱能效应（口干、出汗、便秘、尿潴留、排尿困难、视物模糊、眼内压升高、心动过速）、心律失常、溢乳、嗜睡、体重增加、心电图异常、性功能障碍等。

14. **四环类**抗抑郁药常见不良反应是抗胆碱能效应

（口干、出汗、便秘、尿潴留、排尿困难、视物模糊、眼内压升高）；偶见肝脏氨基转移酶谷草转氨酶（AST）及谷丙转氨酶（ALT）升高、眩晕、嗜睡、体重改变等。

15. **选择性 5 – HT 再摄取抑制剂** 生殖系统常见不良反应是性功能减退或障碍、阴茎勃起功能障碍；罕见高泌乳素血症、溢乳、痛经、闭经、抗利尿素分泌异常综合征。

16. **单胺氧化酶抑制剂** 不良反应少见震颤、肝脏氨基转移酶 AST 及 ALT 升高、可逆性意识模糊。

17. **文拉法辛** 常见嗜睡、失眠、焦虑、性功能障碍等；严重不良反应有粒细胞缺乏、紫癜。

18. **帕罗西汀** 用于抑郁症、强迫症、惊恐障碍及社交恐惧症等。

19. **米氮平** 常见体重增加、困倦；严重不良反应有急性骨髓功能抑制；少见体位性低血压、震颤、肌痉挛、肝脏氨基转移酶 AST 及 ALT 升高、皮疹等。

20. 对阿米替林过敏、严重心脏病、高血压、肝肾功能不全、青光眼、排尿困难、尿潴留及同时服用单胺氧化酶抑制剂患者禁用**阿米替林**。

21. 帕罗西汀用于抑郁症、社交恐怖障碍，成人一次 20mg，一日 1 次，早上服用，根据临床反应增减剂量，一次增减 10mg，间隔不得少于 1 周，最大量一日**50mg**。

22. 严重心脏病、近期有心肌梗死发作史、癫痫、青光眼、尿潴留、甲状腺功能亢进、肝功能损害、谵妄、粒细胞减少、对三环类药过敏者禁用**多塞平**。

23. 文拉法辛与**华法林**合用，可使凝血酶原时间延长。

24. 三环类抗抑郁药与**单胺氧化酶抑制剂**合用或先后用药，可引起严重不良反应，主要为 5 - 羟色胺综合征，如高血压、高热、肌阵挛、意识障碍等。

25. 氯米帕明、丙米嗪、多塞平等与华法林、双香豆素、茴茚二酮等抗凝血药合用，可降低抗凝血药的代谢，增加**出血**风险，应密切检测凝血酶原时间。

26. 马普替林与**抗组胺药**合用可增强抗胆碱作用。

27. 马普替林与甲状腺激素合用可增加**心律失常**的危险。

28. 选择性 5 - HT 再摄取抑制剂与增强 5 - HT 能神经功能的药物合用可引起**5 - HT 综合征**。

29. 舍曲林与**锂盐**合用可能产生药效学相互作用，出现震颤，应谨慎。

30. 单胺氧化酶抑制剂与加强单胺类神经功能药合用，可出现**高血压危象 5 - HT 综合征**等严重不良

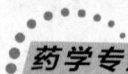

反应。

历年考题

【A 型题】1. 李女士来到药房咨询，主诉最近服用下列某种药品后体重有所增加，药师确认可能增加体重的药品是( )

    A. 辛伐他汀   B. 二甲双胍

    C. 米氮平   D. 硝酸甘油

    E. 阿司匹林

【考点提示】C。米氮平的不良反应常见体重增加、困倦；严重不良反应有急性骨髓功能抑制；少见体位性低血压、震颤、肌痉挛、肝脏转氨酶 AST 及 ALT 升高、皮疹等。

【A 型题】2. 属于选择性 5 - 羟色胺再摄取抑制剂的是( )

    A. 阿米替林   B. 氟西汀

    C. 吗氯贝胺   D. 文拉法辛

    E. 米氮平

【考点提示】B。选择性 5 - 羟色胺再摄取抑制剂代表药有氟西汀、帕罗西汀、舍曲林、西酞普兰等。

第四节　脑功能改善及抗记忆障碍药

必背采分点

1. 银杏叶提取物可<u>清除氧自由基生成</u>，抑制细胞脂质过氧化，促进脑血液循环，改善脑细胞代谢，进而改善脑功能。

2. 利斯的明口服吸收迅速，食物可使达峰时间延长，血浆蛋白结合率约**40%**，易透过血－脑屏障。

3. 目前临床用于脑功能改善及抗记忆障碍药，按其作用机制可分为：酰胺类中枢兴奋药、<u>乙酰胆碱酯酶抑制剂</u>和其他类。

4. 酰胺类中枢兴奋药代表药有**吡拉西坦**、茴拉西坦、奥拉西坦。

5. 阿尼西坦主要经肝脏代谢，主要代谢产物具有<u>促智</u>作用，大部分以代谢产物从尿液排出，4%从粪便排泄。

6. <u>乙酰胆碱酯酶抑制剂</u>代表药有多奈哌齐、利斯的明、石杉碱甲、卡巴拉汀、加兰他敏。

7. 多奈哌齐口服吸收良好，相对生物利用度**100%**，血药浓度与剂量呈线性相关，血浆蛋白结合率高。

8. 其他脑功能改善及抗记忆障碍药有胞磷胆碱钠、

艾地苯醌、**银杏叶提取物**等。

9. 吡拉西坦常见兴奋、易激动、头晕和失眠等；偶见轻度肝功能损害、**体重增加**、幻觉、共济失调、皮疹。

10. 茴拉西坦常见口干、嗜睡、**全身皮疹**。

11. 乙酰胆碱酯酶抑制剂罕见锥体外系症状、**房室传导阻滞**、潜在的膀胱流出道梗阻。

12. 利斯的明罕见胃或十二指肠溃疡、**心绞痛**、癫痫。

13. 石杉碱甲偶见乏力、**视物模糊**。

14. 吡拉西坦与华法林合用时，应减少剂量，防止**出血并发症**的发生。

15. 银杏叶提取物与抗凝血药、抗血小板药合用，血小板活化因子诱导的血小板聚集作用被银杏苷 B 抑制，**出血**的风险增加。

16. **吡拉西坦**用于脑外伤、脑动脉硬化、脑血管病等多种原因所致的记忆及思维功能减退。

17. 乙酰胆碱酯酶抑制剂可能引发剂量依赖性胆碱能效应，故应从**小剂量**用起，并依据其反应和耐受性增加剂量。

18. 多奈哌齐用于**轻、中度老年痴呆**症状。

19. 肝功能不全者对多奈哌齐的清除时间**减慢**20%，故需适当减少剂量。

20. 利斯的明禁用于对利斯的明、氨基甲酸衍生物过敏者及<u>严重肝损伤</u>者。

第五节　治疗缺血性脑血管病药

必背采分点

1. 倍他司汀为新型组胺类药物，能选择性作用于 H_1 受体，具有<u>扩张毛细血管</u>、舒张前毛细血管括约肌、增加前毛细血管微循环血流量的作用，也具有降低内耳静脉压、促进内耳淋巴吸收、增加内耳动脉血流量的作用。

2. 丁苯酞为我国开发的一类新药，该药能促进<u>中枢神经功能</u>改善和恢复。

3. 丁苯酞对缺血性脑卒中所致脑损伤，可阻断其多个病理环节，具有较强的<u>抗脑缺血</u>作用。

4. 尼麦角林为半合成的麦角衍生物，具有较强的 α 受体阻断作用和<u>血管扩张作用</u>。

5. 尼麦角林可通过即时的末梢肾上腺素能阻断而<u>降低</u>动脉血压，还可通过延迟的中枢性作用导致心动过缓和血压降低。

6. 倍他司汀口服后吸收快而完全，服药**3~5 小时**

后达血药浓度峰值。

7. 倍他司汀药物分布**肝脏**最高，其次为脂肪组织、脾、肾。

8. **丁苯酞**主要用于治疗轻度、中度急性缺血性脑卒中。

9. 尼麦角林因**扩张血管**作用明显，临床也用于急慢性周围血管障碍，如肢体血管闭塞性疾病、雷诺综合征及其他末梢循环不良症状。

10. 尼麦角林口服**3～4.5 小时**血药浓度达峰值。

11. 倍他司汀与**抗抑郁药**同时服用时，建议减少抗抑郁药剂量。

12. 食物可**减少**丁苯酞的吸收，延迟药物达峰时间，降低血药浓度峰值。

13. 尼麦角林能增强 α 肾上腺素受体阻断药或 β 肾上腺素受体阻断药（如普萘洛尔）对**心脏**的抑制作用，两者应禁止合用。

14. 尼麦角林与降压药合用，可**增加**降压药的作用，合用时应慎重。

15. 倍他司汀常见有口干、食欲缺乏、恶心、呕吐、胃部不适、**心悸**等，偶有头晕、头痛、头胀、多汗。

16. 倍他司汀谨慎用于有消化性溃疡史和活动期消化性溃疡者；支气管哮喘患者；肝脏疾病患者和**肾上腺**

__髓质瘤__患者。

17. 丁苯酞禁用于对本药过敏者和对__芹菜__过敏者（芹菜中所含的左芹菜甲素与本药的化学结构相同）以及有严重出血倾向者。

18. 尼麦角林用药__8 周以上__，血尿素氮和总胆固醇可出现轻度改变，偶见尿频、口裂。

19. 尼麦角林可引起低血压伴昏厥和心动过缓，__胃肠外给药__时更易发生；长期使用可引起胸膜及肺部病变，如胸膜增厚或渗出。

第六节　镇痛药

必背采分点

1. 非麻醉性镇痛药包括__非甾体抗炎药__、中枢性镇痛药（以曲马多为代表）以及其他机制的镇痛药。

2. 麻醉性镇痛药依据来源可分为三类：阿片生物碱、半合成吗啡样镇痛药、__合成阿片类镇痛药__。

3. 合成阿片类镇痛药依据化学结构不同可分为四类：苯哌啶类、__二苯甲烷类__、吗啡烷类、苯并吗啡烷类。

4. 弱阿片类药如可待因、__双氢可待因__，主要用于轻、中度疼痛和癌性疼痛的治疗。

5. 强阿片类药如吗啡、**哌替啶**、芬太尼主要用于全身麻醉的诱导和维持、术后止痛及中到重度癌性疼痛、慢性疼痛的治疗。

6. 阿片类镇痛药须从血液透过生物膜进入**中枢神经受体**发挥止痛作用。

7. 阿片类药物治疗期间还要监测患者有无呼吸抑制、支气管痉挛；少见瞳孔缩小、黄视；罕见**视觉异常**或复视。

8. 可待因口服后较易被胃肠道吸收，主要分布于**肺**、肝、肾和胰腺。

9. 可待因主要在肝脏与葡萄糖醛酸结合，约15%经脱甲基变为**吗啡**。

10. 哌替啶口服时约有**50%**首先经肝脏代谢，故血药浓度较低。

11. 曲马多无论是否与食物同时吸收，本品的绝对生物利用度为**70%**。

12. **严重戒断症状**表现为激动、震颤、发抖、胃痉挛、心动过速、极度疲乏、虚脱等。

13. 哌替啶严禁**与单胺氧化酶抑制剂**合用。

14. 支气管哮喘、呼吸抑制、呼吸道梗阻、对芬太尼特别敏感的患者及重症肌无力患者禁用**芬太尼**。

15. 硫酸镁与阿片类镇痛药合用可增强中枢抑制，

增加呼吸抑制和**低血压**风险。

16. 阿片类镇痛药与抗胆碱药尤其是**阿托品**合用，不仅能加重便秘，还可增加麻痹性肠梗阻和尿潴留危险。

17. 阿片类镇痛药可引起胃肠道蠕动减缓，括约肌痉挛，使**甲氧氯普胺**效应减低。

18. **单胺氧化酶抑制剂**与阿片类镇痛药尤其是吗啡、哌替啶合用，可发生严重的甚至致死的不良反应，包括躁狂、多汗、僵直、呼吸抑制、昏迷、惊厥和高热。

19. 儿童及老年患者由于清除缓慢，血浆半衰期长，尤易引起**呼吸抑制**，应减少镇痛药给药剂量。

20. 强阿片类药物注射剂连续应用**3～5日**即可能产生身体和精神依赖性，通常使用等剂量吗啡 60mg/d，持续 1 周以上即可被视为阿片类药物耐受。

21. 哌替啶在体内可转变为毒性代谢产物去甲哌替啶，产生神经系统毒性，表现为震颤、抽搐、癫痫大发作。因此，不适于广泛用于**癌性**疼痛治疗。

22. **芬太尼**用于麻醉前、中、后的镇静与镇痛，是目前复合全麻中常用的药物。

23. 吗啡还可出现少尿、尿频、尿急、尿潴留和**排尿困难**等情况，对于有前列腺疾病的老年男性患者风险更高。

24. 口服给药，尽可能避免**创伤性给药**，尤其是对于强阿片类药。适当口服用药极少产生精神或生理依赖性。

25. 按阶梯给药，对于轻度疼痛者首选**非甾体抗炎药**；对于中度疼痛者应选用弱阿片类药；对重度疼痛应选用强阿片类药。

26. 吗啡注射液及普通片适用于其他镇痛药无效的**急性锐痛**，如严重创伤、战伤、烧伤、晚期癌症等疼痛。

27. 吗啡不能单独用于内脏绞痛，应与**阿托品**等有效解痉药合用。

28. 吗啡缓、控释片主要用于**重度**癌痛患者的镇痛。

29. 吗啡皮下注射，成人常用量 1 次 5～15mg，1 日 15～40mg；极量 1 次**20mg**，1 日 60mg。

30. 吗啡口服普通片剂：常用量 1 次 5～15mg，1 日 15～60mg；极量 1 次**30mg**，1 日 100mg。

31. 氢考酮口服，成人初始用药剂量**5mg**，每 12 小时给予 1 次，继后根据病情滴定剂量或先用速效吗啡滴定剂量后转换为等效本品，个体差异较大。

32. 西咪替丁、红霉素等**CYP3A4 酶抑制剂**可能抑制氢考酮的代谢。

33. 曲马多与**单胺氧化酶（MAO）抑制药**合用，可引起躁狂、昏迷、惊厥，甚至严重的呼吸抑制导致死亡。

第七节 抗帕金森病药

必背采分点

1. 左旋多巴治疗帕金森病时，对**轻中度**患者的疗效较好，重度或老年人则较差。

2. 恩他卡朋是儿茶酚 – O – 甲基转移酶（COMT）的选择性、**可逆性**抑制药。

3. 恩他卡朋与左旋多巴/卡比多巴合用，可阻止 3 – O – 甲基多巴的形成，降低 3 – O – 甲基多巴的血浆浓度，增加左旋多巴进入脑组织的药量，延长左旋多巴**的消除半衰期**。

4. 苯海索用药后可减轻流涎症状，缓解帕金森病症状及药物诱发的锥体外系症状，但**迟发性运动障碍**不会减轻，反而加重。

5. 司来吉兰与**MAO – B**的结合是不可逆的。

6. 左旋多巴吸收后广泛分布于体内各组织，有 30%～50% 到达全身血循环，但进入中枢神经系统的药物**不到 1%**，绝大部分均在脑外脱羧成多巴胺。

7. COMT 的抑制可减弱左旋多巴及多巴胺的**甲基化**作用，从而延长血浆中左旋多巴的半衰期，产生更稳定的左旋多巴血浆浓度，并延长每剂左旋多巴的疗效。

8. 苯海索是最常用的**抗胆碱能药**，对于经左旋多巴或 DA 治疗后仍有持续性震颤的较晚期 PD 患者也有用，抗胆碱能药不良反应较普遍，常常限制其应用。

9. 左旋多巴与非选择性单胺氧化酶抑制剂合用可致**急性肾上腺危象**。

10. 左旋多巴与甲基多巴合用，可增加本品的不良反应并使甲基多巴的抗高血压作用**增强**。

11. 恩他卡朋与非选择性单胺氧化酶（MAO）抑制药合用，可抑制 COMT 和 MAO，减少**儿茶酚胺**的代谢。应避免两者合用。

12. 恩他卡朋在胃肠道能与**铁剂**形成螯合物，本药和铁剂的服药间隔至少应为 2～3 小时。

13. 苯海索与金刚烷胺、抗胆碱药、单胺氧化酶抑制药帕吉林及丙卡巴肼合用时，可加强抗胆碱作用，并可发生**麻痹性肠梗阻**。

14. 苯海索与单胺氧化酶抑制剂合用，可导致**高血压**。

15. 司来吉兰与三环类抗抑郁药合用，曾有引起心脏停搏、出汗过多、高血压、昏厥、行为及精神状态改变、意识障碍、高热、癫痫发作、肌强直及震颤，应在停用本药至少**14 日**后方可开始应用三环类抗抑郁药。

16. 司来吉兰与哌替啶合用可造成危及生命的不良反应，因此应用本药**2～3周内**应避免使用哌替啶。

17. 左旋多巴的不良反应主要由于**用药时间较长**、外周产生的多巴胺过多引起。

18. 左旋多巴在开始治疗时约30%患者可发生**直立性低血压**。

19. 恩他卡朋罕见有**肝酶升高**；大剂量可出现中枢神经系统反应，幻觉、谵妄及精神病样反应。

20. 恩他卡朋慎用于**肝脏疾病**患者。

21. 苯海索严重的反应主要是停药后可出现**戒断症状**，包括焦虑、心动过速、直立性低血压、因睡眠质量差而导致的颓废，还可发生锥体外系综合征及一过性精神症状恶化。

22. 苯海索禁用于青光眼患者、尿潴留者、**前列腺增生**患者。

23. 司来吉兰长期应用可出现嗜睡、抑郁、**记忆力下降**、幻觉、意识混浊。

24. 左旋多巴口服用法用量：初始每次**250mg**，每日2～4次，饭后服用。

25. 左旋多巴用药期间需注意检查血常规、肝肾功能及**心电图**。

26. 恩他卡朋妊娠期不建议使用，本药可经**乳汁**排泄，对婴儿的安全性仍未明确，使用本药应停止哺乳。

27. 苯海索主要用于**轻症**及不能耐受左旋多巴的患者。

28. 苯海索应用利尿剂或血容量减少者，可能会引起血压过度下降，故首次剂量宜从**2.5mg** 开始。

29. 司来吉兰与左旋多巴合用特别适用于治疗**运动波动**，例如由于大剂量左旋多巴治疗引起的剂末波动。

30. 司来吉兰口服用量：开始剂量为早晨**5mg**，可增至每日 10mg（早晨一次服用或分开两次）。

历年考题

【B 型题】（1~3 题共用备选答案）

A. 苯海索　　　　　B. 金刚烷胺

C. 卡比多巴　　　　D. 恩他卡朋

E. 司来吉兰

1. 部分阻断神经中枢（纹状体）胆碱受体，抑制乙酰胆碱兴奋作用的抗帕金森病药物是（　　　）

2. 选择性、可逆性地抑制儿茶酚 – O – 甲基转移酶，阻止 3 – O – 甲基多巴形成的抗帕金森病药物是（　　　）

3. 选择性抑制脑内单胺氧化酶，且抑制突触前膜对

多巴胺再摄取的抗帕金森病药物是( )

【考点提示】A、D、E。苯海索可以部分阻滞神经中枢（纹状体）的胆碱受体，抑制乙酰胆碱的兴奋作用，同时抑制突触间隙中多巴胺的再摄取，与使基底核的胆碱和多巴胺的功能获得平衡有关。恩他卡朋是儿茶酚 $-O-$ 甲基转移酶（COMT）的选择性、可逆性抑制药。与左旋多巴/卡比多巴合用，可阻止 $3-O-$ 甲基多巴的形成，降低 $3-O-$ 甲基多巴的血浆浓度，增加左旋多巴进入脑组织的药量，延长左旋多巴的消除半衰期。司来吉兰为单胺氧化酶抑制药（MAOI），可选择性地抑制脑内的单胺氧化酶 B（MAO-B），还能抑制突触前膜对多巴胺的再摄取，从而提高多巴胺的活性，改善帕金森病的相关症状。

第八节　抗精神病药

🎓 必背采分点

1. 第一代抗精神病药即典型抗精神病药物，主要作用于脑内**多巴胺 D_2 受体**，为 D_2 受体阻断剂。

2. 第一代抗精神病药特征是阻断多巴胺 D_2 受体大于阻断 **$5-HT_{2A}$ 受体**。

3. 第二代抗精神病药与吩噻嗪类等药物相比，它们具有较高的 5 - HT$_2$受体阻断作用，称**多巴胺 - 5 - HT 受体阻断剂（SGAs）**，对中脑边缘系统的作用比对纹状体系统的作用更具有选择性。

4. 第二代抗精神病药特征是阻断 5 - HT$_{2A}$受体大于阻断**多巴胺 D$_2$受体**。

5. 阿立哌唑对突触后多巴胺 D$_2$受体具有弱激动作用，DA 活动过高时可以起到下调 DA 的活动，治疗精神分裂症**阳性**症状。

6. 阿立哌唑对 D$_3$、D$_4$、毒蕈碱 M 受体、α 肾上腺素能和组胺 H$_1$受体有一定的**亲和力**。

7. 第一代抗精神病药临床上治疗幻觉、妄想、**思维障碍**、行为紊乱、兴奋、激越、紧张症候群具有明显疗效。

8. 鉴于治疗中安全性和严重不良反应等因素，原则上不推荐**氯氮平**作为首发精神分裂症患者的一线治疗选择。

9. 乙醇可以增强抗精神病药，尤其是**典型抗精神病药**的中枢抑制作用，导致注意力、定向力、判断力损害，并表现为嗜睡和懒散，增加锥体外系不良反应的发生；可能发生呼吸抑制、低血压和肝脏毒性。

10. 抗精神病药与单胺氧化酶抑制剂合用增加发生

帕金森病的危险。

11. 避免合并使用氯氮平和卡马西平，合用后可使二者各自的血药浓度**降低**，同时也可能会使粒细胞缺乏风险增大。

12. 第一代抗精神病药物，如氯丙嗪、氟哌啶醇、奋乃静等最常见引起**锥体外系不良反应**。

13. 锥体外系不良反应是典型抗精神病药物最常见的不良反应，包括**急性肌张力障碍**、震颤、类帕金森综合征、静坐不能及迟发性运动障碍，与阻断多巴胺 D_2 受体密切相关。

14. 抗精神病药物引起的体重增加及**糖脂代谢异常**等代谢综合征的症状目前已成为药物治疗中需要重视的问题，也是第二代抗精神病药物常见的不良反应。

15. 几乎所有的抗精神病药物均可引起**心血管系统**方面的不良反应，表现为体位性低血压、心动过速、心动过缓和传导阻滞。

16. 氯丙嗪可能引起胆汁淤积性黄疸，更常见的是**无黄疸性肝功能异常**，一过性的丙氨酸基转移酶升高，多能自行恢复。

17. 氯氮平适用于精神分裂症、**躁狂症**。

18. 氯氮平口服用量：从小剂量开始，首次剂量为每次**25mg**，每日 2~3 次，逐渐缓慢增加至常用治疗量，

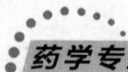

每日 200～400mg，高量可达每日 600mg。

19. 氯氮平禁用于严重心、肝、肾疾患及昏迷、谵妄、<u>低血压</u>、癫痫、青光眼、骨髓抑制或白细胞减少者以及对本品过敏者。

20. 服用碳酸锂患者需注意体液大量丢失，如持续呕吐、腹泻、大量出汗等情况易引起<u>锂中毒</u>。

21. 碳酸锂与氯丙嗪合用可使氯丙嗪的血药浓度<u>降低</u>。

22. 利培酮用于治疗精神分裂症，也可减轻与精神分裂症相关的<u>情感障碍</u>。

23. 阿立哌唑起始剂量为 10mg，用药 2 周后，可根据个体的疗效和耐受性情况逐渐增加剂量，最大可增至<u>30mg</u>，此后可维持此剂量不变。

24. 阿立哌唑罕见<u>斑丘疹</u>、脱落性皮炎、风疹。

历年考题

【A 型题】属于第一代抗精神病药物的是(　　)

A. 氯氮平　　　　　　B. 利培酮

C. 奥氮平　　　　　　D. 氯丙嗪

E. 喹硫平

【考点提示】D。本题考查抗精神病药分类。目前临床应用的抗精神病药物主要分为两代，第一代抗精神病药物指主要作用于中枢 D_2 受体的抗精神病药物，包括氯丙嗪、氯哌噻吨、氟哌啶醇和舒必利等；第二代抗精神病药物包括氯氮平、利培酮、奥氮平、喹硫平、齐拉西酮和阿立唑等。

第二章　解热、镇痛、抗炎、抗风湿药及抗痛风药

第一节　解热、镇痛、抗炎、抗风湿药

必背采分点

1. 解热、镇痛、抗炎药又名**非甾体抗炎药（NSAID）**，是一类具有解热、镇痛、抗炎、抗风湿作用的非类固醇结构的药物。

2. **环氧化酶**是前列腺素（PG）合成所必需的酶，也是 PG 合成初始步骤中的关键性限速酶。

3. 目前发现环氧化酶有**COX－1 和 COX－2**两种同工酶。

4. NSAID 产生**中等程度**的镇痛作用，镇痛作用部位主要在外周。

5. 在组织损伤或炎症时，局部产生和释放致痛物质，同时前列腺素的合成**增加**。

6. 前列腺素提高痛觉感受器对致痛物质的敏感性，

对炎性疼痛起**放大**作用。

7. 大多数的 NSAID 具有抗炎作用，但如**对乙酰氨基酚**则几乎没有抗炎作用。

8. 目前研究显示，NSAID 特别是 COX – 2 抑制剂对**预防结直肠癌**有一定作用。

9. **阿司匹林**与其他 NSAID 合用时疗效并不增强，但可降低其他 NSAID 的生物利用度。

10. 对乙酰氨基酚长期大量与阿司匹林、水杨酸制剂或其他 NSAID 类药合用时，可明显增加**肾毒性**，包括肾乳头坏死、肾癌及膀胱癌等。

11. 除塞来昔布、萘丁美酮外，NSAID 与肝素、香豆素等抗凝血药或抗血小板药合用可增加**出血**风险。

12. NSAID 与 β 受体阻断剂合用，由于前列腺素的血管舒张作用被抑制，使后者的抗高血压作用会**降低**。

13. 以**胃肠道不良反应**最为常见，当 NSAID 在抗炎镇痛（即抑制 COX – 2）所需剂量大于抑制 COX – 1 时，则出现严重的胃肠道不良反应。

14. 塞来昔布较容易发生**心血管事件**的不良反应。

15. 塞来昔布有**类磺胺过敏反应**，常见皮疹、瘙痒、荨麻疹，严重者出现史蒂文斯 – 约翰逊综合征、中毒性表皮坏死松解症、剥脱性皮炎，尼美舒利还可引起肝损伤，表现为肝药酶升高、黄疸，个别患者有轻度肾毒性表现。

16. 大部分 NSAID 可透过胎盘屏障，并由**乳汁**中分泌，对胎儿或新生儿产生严重影响。

17. 重度肝损伤者、有心肌梗死病史或脑卒中病史者禁用**塞来昔布**。

18. 老年人（>70 岁）慎用 NSAID，退热一般应从**小剂量**开始，以免因出汗过多，体温骤降而虚脱。

19. 抗炎抗风湿宜选用**半衰期短**的 NSAID。

20. 对乙酰氨基酚用于普通感冒或流行性感冒引起的发热，也用于缓解**轻至中度**疼痛，如头痛、关节痛、偏头痛、牙痛、肌肉痛、神经痛、痛经。

21. 应用巴比妥类（如苯巴比妥）或解痉药（如颠茄）的患者，长期应用对乙酰氨基酚可致**肝损害**。

22. 吲哚美辛口服与直肠联合用药：每日最大剂量**150～200mg**。

23. 吲哚美辛能导致**水钠潴留**，故心功能不全及高血压等患者应慎用。

24. 布洛芬口服，轻或中等疼痛及痛经的止痛，每次 0.2～0.4g，每 4～6 小时 1 次。成人用药最大限量一般为每日**2.4g**。

25. 布洛芬不良反应最常见于胃肠系统，其发生率高达**30%**，从腹部不适到严重的出血或使消化性溃疡复发。

26. 双氯芬酸起效迅速，可用于**痛经**及拔牙后止痛。

27. 双氯芬酸禁用于冠状动脉旁路移植手术（CABG）围手术期疼痛的治疗；**重度心力衰竭**的患者。

28. 塞来昔布口服，缓解骨关节炎的症状和体征，推荐剂量为**200mg**，每日 1 次或每次 100mg，每日 2 次口服。

29. 塞来昔布可能引起导致住院甚至死亡的严重的**皮肤副作用**，例如剥脱性皮炎、Stevens – Johnson 综合征和中毒性表皮坏死溶解症。

30. 常用的抗风湿药物包括非甾体抗炎药、**糖皮质激素**、慢作用抗风湿药（SAARD）和生物制剂。

31. 糖皮质激素是某些结缔组织病，如**系统性红斑狼疮**、皮肌炎（多肌炎）等的首选治疗药物，有强大的抗炎作用。

32. 甲氨蝶呤（MTX）抑制细胞内**二氢叶酸还原酶**，使嘌呤合成受抑制，同时具抗炎作用。

33. 金制剂与非甾体药合用可提高成人**类风湿关节炎**的治愈率。

34. 双醋瑞因可诱导**软骨生成**，具有止痛、抗炎及退热作用。

35. 单剂量来氟米特和多剂量**利福平**联合使用，M_1

峰浓度较单独使用来氟米特升高（约40%），由于随着利福平的使用，M_1浓度可能继续升高，因此当两药合用时，应慎重。

36. 为提高双醋瑞因的生物利用度，应避免同时服用含有氢氧化铝和（或）**氢氧化镁**的药物。

37. 来氟米特口服时，由于半衰期较长，建议间隔**24小时**给药。

38. 双醋瑞因口服用法用量：每日1~2次，每次1粒，餐后服用，治疗一般不短于**3个月**。

39. 金诺芬口服初始剂量**3mg/d**，2周后增至6mg/d。

历年考题

【A型题】1. 具有类似磺胺结构，对磺胺类药物有过敏史的患者需慎用的非甾体抗炎药是（　　）

    A. 阿司匹林　　　　　　B. 吲哚美辛

    C. 双氟芬酸　　　　　　D. 美洛昔康

    E. 塞来昔布

【考点提示】E。塞来昔布有类磺胺过敏反应，常见皮疹、瘙痒、荨麻疹，严重者出现史蒂文斯－约翰综合征、中毒性表皮坏死松解症、剥脱性皮炎。

【A型题】2. 可用于治疗成人类风湿关节炎，也可

用于治疗狼疮性肾炎的药物是（　　　）

    A. 双醋瑞因　　　　　　B. 金诺芬

    C. 布洛芬　　　　　　　D. 来氟米特

    E. 柳氮磺吡啶

【考点提示】D。本题考查抗风湿药来氟米特适应证。来氟米特适应证：①适用于成人类风湿关节炎，有改善病情作用。②狼疮性肾炎。

第二节　抗痛风药

必背采分点

1. 痛风是因嘌呤代谢紊乱、**血尿酸**增高及尿酸盐结晶在关节和组织沉积而引起的一组综合征，临床表现为急性或慢性痛风性关节炎、痛风性肾病、尿酸性肾结石、痛风石和高尿酸血症等。

2. 引起痛风的原因为体内**嘌呤**代谢紊乱而最终产物尿酸过剩，高于正常值。

3. 抗痛风药为一组通过**抑制尿酸合成**、促进尿酸排泄和分解，降低血尿酸和尿尿酸水平或抑制粒细胞浸润而控制关节炎症、对抗痛风发作的药物。

4. **秋水仙碱**用于痛风的急性期、痛风关节炎急性发作和预防。

5. 75% 的患者在用秋水仙碱**12 ~ 18 小时**后见效，90% 的患者在用药 24 ~ 48 小时后疼痛消失，疗效持续 48 ~ 72 小时。

6. 丙磺舒口服后吸收迅速而完全，肾功能下降时，丙磺舒的**促尿酸排泄**作用明显减弱或消失。

7. **苯溴马隆**口服吸收约 50%，其余以原型药物从粪便排出。

8. 别嘌醇尤其适用于**血尿酸**和 24 小时尿尿酸过多或有痛风结石、肾结石、泌尿系统结石、不宜应用促进尿酸排出药者。

9. 别嘌醇服后一般**24 小时**起效，2 ~ 4 周下降最为明显。

10. 服用**碳酸氢钠**期间宜多饮水，使尿液呈碱性以利于排酸。

11. 秋水仙碱可**降低**口服抗凝血药、抗高血压药的作用，合用时需调整剂量。

12. 秋水仙碱晚期中毒症状有血尿、少尿、**肾衰竭**。

13. 长期应用秋水仙碱可引起骨髓造血功能抑制，如粒细胞和血小板计数减少、**再生障碍性贫血**等。

14. 别嘌醇典型的不良反应有**剥脱性皮炎**、血小板计数减少、少尿、尿频、间质性肾炎。

15. 长期服用别嘌醇可出现黄嘌呤肾病和**结石**。

16. 促尿酸排泄药不良反应，偶见骨髓造血功能抑制、**类磺胺药过敏反应**。

17. 骨髓增生低下及肝肾功能中、重度不全者禁用**秋水仙碱**。

18. 秋水仙碱可致可逆性的**维生素 B_{12}** 吸收不良。

19. 别嘌醇与**氨苄西林**同用时，皮疹的发生率增多，尤其在高尿酸血症患者中。

20. 丙磺舒与水杨酸盐和阿司匹林合用时，可**抑制**丙磺舒的排酸作用。

21. 有痛风石的患者同时使用丙磺舒与**别嘌醇**时，丙磺舒可加速别嘌醇的排出，而别嘌醇则可延长丙磺舒的半衰期。

22. 别嘌醇与硫唑嘌呤或巯嘌呤同用时，后者的用量一般要减少**1/4 ~ 1/3**。

23. 苯溴马隆于急性痛风发作结束之前，不要用药。为了避免在治疗初期痛风急性发作，建议在给药最初几日合用秋水仙碱或**抗炎药**。

24. 别嘌醇口服，小剂量起始可以减少早期治疗开始时的烧灼感，也可以规避严重的别嘌呤醇相关的**超敏反应**。

25. 别嘌醇必须在痛风性关节炎的急性炎症症状消

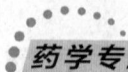

失后（一般在发作后**两周**左右）方开始应用。

26. 秋水仙碱治疗急性痛风，每一个疗程应停药**3日**，以免发生蓄积中毒，尽量避免静脉注射或长期给药，即使痛风发作期也不要静脉注射与口服并用。

27. 秋水仙碱用于急性期，初始剂量1mg，之后一次0.5mg，一日3次，最多每隔4小时给予1次，直至疼痛缓解，或出现呕吐或腹泻，24小时最大剂量**6mg**。

28. 别嘌醇与促进尿酸排泄药合用可加强疗效。不宜与**铁剂**同服。

29. 非布司他适用于痛风患者**高尿酸血症**的长期治疗。

30. 非布司他口服，在降尿酸药物治疗初期可能导致血尿酸值急速降低诱发痛风性关节炎（痛风发作），故推荐本品初始剂量为**20mg**，每日1次，且可在给药开始4周后根据血尿酸值逐渐增加用量，每次增量20mg。

31. 为预防非布司他治疗初期的痛风发作，建议同时服用**非甾体抗炎药**或秋水仙碱。

历年考题

【A型题】1. 痛风缓解期（关节炎症控制后1～2周），为控制血尿酸水平，应选用的药品是（　　）

　　A. 秋水仙碱　　　　　　B. 别嘌醇

C. 布洛芬　　　　　D. 泼尼松龙

E. 聚乙二醇尿酸酶

【考点提示】B。别嘌醇为抑制尿酸生成药。抑制尿酸生成药抑制黄嘌呤氧化酶，阻止次黄嘌呤和黄嘌呤代谢为尿酸，从而减少尿酸的生成，降低血尿酸和尿尿酸含量。防止尿酸形成结晶并沉积在关节及其他组织内，有助于痛风患者组织内尿酸结晶重新溶解。

【A型题】2. 可抑制尿酸生成的药物是(　　)

A. 秋水仙碱　　　　B. 萘普生

C. 苯溴马隆　　　　D. 氢氯噻嗪

E. 别嘌醇

【考点提示】E。抑制尿酸生成药：别嘌醇尤其适用于血尿酸和24小时尿尿酸过多或有痛风结石、肾结石、泌尿系统结石、不宜应用促进尿酸排出药者。

【A型题】3. 在痛风发作的急性期，应当首选的抗痛风药是(　　)

A. 秋水仙碱　　　　B. 二氟尼柳

C. 苯溴马隆　　　　D. 别嘌醇

E. 阿司匹林

【考点提示】A。秋水仙碱用于痛风的急性期、痛风性关节炎急性发作和预防。

【X型题】4. 关于抗痛风药秋水仙碱的说法，正确

的有(　　)

  A. 初始剂量 1mg 维持剂量 0.5mg

  B. 可用于痛风的长期预防

  C. 可用于痛风的缓解期

  D. 老年人、肝肾功能不全者应减

  E. 长期服务可导致可逆性维生素 B_{12} 吸收不良

【考点提示】ADE。秋水仙碱用于痛风的急性期、痛风性关节炎急性发作和预防。疗效持续 48~72 小时，因此不适用于长期预防。

第三章　呼吸系统疾病用药

第一节　镇咳药

必背采分点

1. 中枢性镇咳药可使痰液黏稠，黏痰难以咳出，故痰多黏稠患者不宜单独使用，痰多者宜**与祛痰药**合用。

2. 可待因镇咳作用强而迅速，约为吗啡的**1/4**，镇咳作用维持 4～6 小时。

3. 可待因适用于各种原因引起的剧烈干咳和刺激性咳嗽，尤其适合于伴有胸痛的剧烈干咳，缓解非炎性干咳以及上呼吸道感染引起的咳嗽症状，但具有**成瘾性**。

4. 喷托维林口服易吸收，在**20～30 分钟内**起效，次给药镇咳作用可维持 4～6 小时。

5. 福尔可定成瘾性比可待因**小**，呼吸抑制较吗啡弱，儿童对福尔可定耐受性较好，不引起便秘或消化功能紊乱。

6. 苯丙哌林镇咳作用较强，为可待因的**2～4**倍。

7. 右美沙芬镇咳强度与可待因相等或略强，无镇痛作用，主要用于**干咳**。

8. 乙醇及其他中枢系统抑制剂可增强中枢性镇咳药的中枢抑制（镇静）作用，故用药期间**不宜饮酒**。

9. 中枢性镇咳药与单胺氧化酶抑制剂合用可出现痉挛、**反射亢进**、异常发热、昏睡等，故正在使用单胺氧化酶抑制剂患者及单胺氧化酶抑制剂停药不满2周的患者禁用。

10. 中枢性镇咳药典型不良反应包括成瘾性、兴奋、幻想、惊厥、便秘、**心率增快**、情绪激动、耳鸣、口干、口咽喉部麻木感等。

11. 中枢性镇咳药通常可透过胎盘屏障，使胎儿成瘾，引起新生儿的**戒断症状**（啼哭、打喷嚏、打哈欠、腹泻、呕吐等）、呼吸抑制，故妊娠期妇女禁用。

12. 可待因口服极量一次**100mg**，每日250mg。

13. 胆结石患者使用可待因可引起**胆管痉挛**。

14. 可待因可引起**瞳孔变小**，故颅脑外伤或颅内病变者慎用。

15. 福尔可定成人口服常用量：每次**5～10mg**，每日3～4次。

16. **胺碘酮**可提高右美沙芬的血药浓度。

17. 苯丙哌林用于治疗急性、慢性支气管炎及各种刺激引起的**刺激性干咳**。

18. 苯丙哌林为非麻醉性镇咳药，兼具中枢性及外周性镇咳作用，并具有**罂粟碱样**平滑肌解痉作用。

历年考题

【A 型题】下列中枢性镇咳药中，镇咳作用最强的药物是（　　）

  A. 可待因　　　　　　B. 苯丙哌林

  C. 喷托维林　　　　　D. 右美沙芬

  E. 福尔可定

【考点提示】B。本题考查镇咳药的分类。可待因镇咳作用强而迅速，约为吗啡的 1/4。喷托维林镇咳作用强度约为可待因的 1/3。福尔可定具有与可待因相似的镇咳、镇痛作用，缓解干咳的效果比可待因好。苯丙哌林镇咳作用较强，为可待因的 2～4 倍。右美沙芬镇咳强度与可待因相等或略强，无镇痛作用，主要用于干咳。

第二节　祛痰药

必背采分点

1. 恶心性祛痰药尤其适用于干咳、咳嗽伴**黏稠痰**的患者。

2. 恶心性祛痰药物除了中枢性不良反应，如头晕、嗜睡外，由于对胃黏膜刺激作用较强，故存在**胃肠道反应**，主要表现为恶心、呕吐、胃肠不适等。

3. 镰状细胞贫血患者使用氯化铵可引起缺氧或**酸中毒**。

4. 氯化铵与**磺胺嘧啶、呋喃妥因**呈配伍禁忌。

5. 肝、肾功能严重损害，尤其是**肝昏迷**、肾功能衰竭、尿毒症患者禁用氯化铵。

6. **愈创甘油醚**用于呼吸道感染引起的咳嗽、多痰。

7. 消化道溃疡者、过敏体质者、妊娠期及**哺乳期**妇女慎用愈创甘油醚。

8. 溴己新口服吸收迅速、完全，服用后**1 小时**起效，4～5 小时作用达峰值，黏痰溶解作用持续 6～8小时。

9. 氨溴索口服吸收迅速，药物可进入**脑脊液**，也可透过胎盘屏障，生物利用度70%~80%，主要在肝脏中代谢，90%代谢产物经肾脏清除。

10. 乙酰半胱氨酸口服吸收后在小肠黏膜和肝脏存在**首关效应**，故口服生物利用度极低（6%~10%）。

11. 乙酰半胱氨酸适用于大量黏痰阻塞而引起的**呼吸困难**，如急性和慢性支气管炎、慢性阻塞性肺疾病（COPD）、肺炎、肺气肿、肺结核以及手术等引起的痰液黏稠、咳痰困难。

12. 桉柠蒎除促进黏痰溶解外，还有**抗炎**作用，可减轻支气管黏膜肿胀、扩张支气管，并可用于支气管造影术后促进造影剂的排出。

13. 黏痰溶解剂应避免**与中枢性镇咳药**（右美沙芬等）同时使用，以免稀化的痰液堵塞气道。

14. 氨溴索肌内注射：注射剂，每次**15mg**，每日2次。

15. 氨溴索注射液（pH5.0）不能与 pH 大于**6.3** 的溶液混合，因为 pH 升高会导致本品游离，产生沉淀。

16. 氨溴索与抗菌药物（阿莫西林、头孢呋辛、红霉素、多西环素）同时服用，可导致抗菌药物在肺组织**浓度升高**，局部抗菌作用增强。

17. 乙酰半胱氨酸雾化吸入通常可在 1 分钟内起效，**5~10分钟**作用最强。

18. 乙酰半胱氨酸与**镇咳药**不应同时服用，因为镇咳药对咳嗽反射的抑制作用可能会导致支气管分泌物的积聚。

19. 乙酰半胱氨酸能减弱青霉素、**头孢菌素**、四环素类药物的抗菌活性，故不宜与这些抗菌药物合用。必需合用时，间隔 4 小时以上或交替用药。

20. 羧甲司坦主要适用于慢性支气管炎、支气管哮喘等疾病引起的**痰液黏稠**、咳出困难。

21. 羧甲司坦口服起效快，服用**4 小时**可见明显疗效。

22. 消化道溃疡活动期禁用**羧甲司坦**。

历年考题

【A 型题】适用于干咳、咳嗽伴黏稠痰的患者，但不宜长期使用，用药 7 日症状未缓解应停药的恶心性祛痰药物是（　　）

A. 溴己新　　　　　B. 氨溴索

C. 乙酰半胱氨酸　　D. 氯化铵

E. 羧甲司坦

【考点提示】D。本题考查祛痰药的分类。恶心性祛痰药尤其适用于干咳、咳嗽伴黏稠痰的患者。本类药物系对症治疗，不宜长期使用，用药 7 日症状未缓解应停药。代表药品有氯化铵和愈创甘油醚。

第三节 平喘药

1. 常用的短效 β_2 受体激动剂有沙丁胺醇和**特布他林**，平喘作用维持 4～6 小时，是缓解轻度、中度急性哮喘症状的首选药。

2. 沙丁胺醇口服给药后**30 分钟内**起效，吸入可快速起效（3～5 分钟），具有速效、短效、高选择性特点。

3. 长效 β_2 受体激动剂有福莫特罗、沙美特罗及丙卡特罗，平喘作用维持**10～12 小时**。

4. 长效 β_2 受体激动剂不推荐单独使用，须与**吸入型肾上腺皮质激素**联合应用，不适合初始用于快速恶化的急性哮喘发作，仅用于需要长期用药的患者。

5. 福莫特罗可作为**气道痉挛**的应急缓解药物。

6. β_2 受体激动剂是控制哮喘急性发作的**首选药**。

7. 口服 β_2 受体激动剂对**运动诱发性支气管痉挛**几乎无预防作用。

8. β_2 受体激动剂与黄嘌呤类药物、肾上腺皮质激素、利尿药合用及缺氧都可能增加**低钾血症**的发生。

9. 沙丁胺醇用于治疗**支气管哮喘**或喘息性慢性支气管炎伴支气管痉挛。

10. 沙丁胺醇长期使用可形成耐药性，药效降低，使支气管痉挛不易缓解，哮喘**加重**。

11. 沙丁胺醇与**β₂受体阻断剂**合用，则药效减弱或消失。

12. 沙丁胺醇不良反应常见震颤、恶心、心悸、头痛、失眠等，尤其可能引起严重的**血钾过低**。

13. 美沙特罗用于长期常规治疗哮喘的**可逆性**呼吸道阻塞和慢性支气管炎。

14. 美沙特罗口腔吸入：成人每日 2 次，每次吸入**2撖（2×25μg）**，气道阻塞严重的患者可吸入 4 撖（4×25μg）。

15. 由于沙美特罗主要经肝脏水解代谢，严重肝功能不全的患者会导致血浆沙美特罗的**蓄积**，所以肝病患者用药时应该密切监测。

16. 沙美特罗推荐剂量内不良反应最常见为头痛、呕吐、肌痉挛、颤抖、**心悸**等。

17. 福莫特罗口腔吸入：成人常规剂量为每次**4.5~9μg**，每日 1~2 次，早晨和（或）晚间给药。

18. 福莫特罗与肾上腺素及异丙肾上腺素等儿茶酚

胺类药物合用时，可能引起**心律不齐**，甚至可能导致心搏停止。

19. 福莫特罗与单胺氧化酶抑制剂合用，可增加出现室性心律失常、轻度躁动的风险，并可加重**高血压**反应。

20. 特布他林大剂量口服给药可使有癫痫病史的患者发生**酮症酸中毒**。

21. 特布他林并用**茶碱类**药品可增加疗效，但心悸等不良反应也可能加重。

22. M 胆碱受体阻断剂松弛支气管平滑肌作用比 β_2 受体激动剂弱，持续时间与 β_2 受体激动剂相同或略长，两类药物联用对慢性哮喘患者产生**协同**效果。

23. M 胆碱受体阻断剂虽可降低气道阻力，但因减少呼吸道分泌，抑制纤毛运动，反而加重气道阻塞，因此，COPD 患者应选用**无分泌抑制作用**的 M 胆碱受体阻断剂。

24. 异丙托溴铵用于防治支气管哮喘和哮喘型慢性支气管炎，尤其适用于因用 β 受体激动剂产生**肌肉震颤**、心动过速而不能耐受此类药物的患者。

25. 噻托溴铵与 M_3 受体的亲和力是异丙托溴铵的**10倍**，松弛气道平滑肌作用更强。

26. 异丙托溴铵口腔吸入，用于成人和 6 岁以上儿童预防和长期治疗，气雾剂用量：每次 1～2 揿，每日

3~4 次，每日总用量不得超过**12 揿**。

27. 噻托溴铵可增加**洋地黄类**药物导致心律失常的易感性。

28. 肾上腺皮质激素和噻托溴铵合用，可加重血钾浓度的**降低**，并有可能发生高血糖症。

29. 哮喘急性发作一般首选短效 β_2 受体激动剂，当单用 β_2 受体激动剂疗效不佳时，配合静脉滴注**黄嘌呤类药物**可增强疗效。

30. 茶碱为黄嘌呤类代表药物，与盐基或碱基可形成**复盐**，如氨茶碱、胆茶碱、茶碱甘氨酸钠。

31. 茶碱与苯巴比妥、利福平合用，茶碱血药浓度**下降**。

32. 茶碱血药浓度在 15~20μg/mL 时会出现**毒性反应**，早期多见恶心、呕吐、易激动、失眠等。

33. 当茶碱血药浓度超过 20μg/mL 时会出现**心动过速**、心律失常。

34. 茶碱口服，成人片剂常用量每次**100~200mg**，每 12 小时服 1 次，餐后服用，避免嚼碎。

35. 茶碱由于对胃肠道刺激性大，可见**血性呕吐物**或柏油样大便。

36. 多索茶碱个体差异较大，剂量要视个体病情变化选择最佳剂量和用药方法，必要时监测血药浓度，维持在**10～20μg/mL**范围内有效且比较安全。

37. 过敏介质阻释剂分为**肥大细胞膜稳定剂**、H_1受体阻断剂。

38. 肥大细胞膜稳定剂，如色甘酸钠，稳定肺组织肥大细胞膜，抑制**过敏介质**释放。

39. 肥大细胞膜稳定剂尚可阻断引起支气管痉挛的神经反射，降低哮喘患者的**气道反应性**。

40. 色甘酸钠对**速发型过敏反应**有良好的预防作用。

41. 酮替芬适用于多种类型的支气管哮喘，尤其对**过敏性哮喘**疗效显著，对预防各种支气管哮喘发作及外源性哮喘的疗效比内源性哮喘更好，可减少哮喘的发作频率与严重程度。

42. 色甘酸钠吸入用胶囊用于过敏性鼻炎时，鼻吸入，每侧**半粒**，每日4～6次。

43. 酮替芬口服：片剂、分散片，每次**1mg**，每日2次。

44. 布地奈德适用于**轻度持续型（2级以上）**哮喘的长期治疗，吸入剂用于哮喘和COPD的预防和长期维持治疗。

45. 氟替卡松适用于轻度持续型（2级以上）哮喘的长期治疗以及**抗过敏反应**。

46. 布地奈德口腔吸入气雾剂，成人开始用量**400～**

1600μg/d，分 2～4 次。一般每次 200μg，早晚各 1 次。病情严重时，每次 400μg，每日 4 次。

47. **中度及重度**支气管扩张症患者禁用布地奈德。

48. 氟替卡松鼻喷剂可用于预防和治疗**季节性过敏性鼻炎**（包括花粉症）及常年性过敏性鼻炎。

49. 氟替卡松气雾剂，16 岁以上的轻度哮喘患者，开始剂量为**100～250μg**，每日 2 次。

50. 哮喘持续状态或其他哮喘急性发作者禁用**氟替卡松干粉吸入剂**。

51. 长期吸入氟替卡松每日用量超过 2mg 者，可能导致**肾上腺功能被抑制**，应监测其肾上腺储备功能。

52. 妊娠期的前 3 个月一般不用**倍氯米松**。

53. 白三烯调节剂仅适用于**轻、中度**哮喘和稳定期的控制，或合并应用以减少肾上腺皮质激素和 β₂受体激动剂的剂量。

54. 治疗哮喘时白三烯调节剂**不宜单独应用**。

55. 孟鲁司特口服，同时患有哮喘和过敏性鼻炎的患者应每晚用药**1 次**。

历年考题

【B 型题】（1～2 题共用备选答案）

    A. 沙丁胺醇气雾剂

B. 孟鲁司特片

C. 布地奈德福莫特罗吸入剂

D. 羧甲司坦口服液

E. 氨茶碱片

1. 哮喘急性发作首选的药物是(　　　)

2. 为避免继发真菌感染，使用后应立即漱口的药物是(　　)

【考点提示】A、C。短效 β_2 肾上腺素受体激动药——沙丁胺醇、特布他林，急性用药，吸入首选。吸入型肾上腺皮质激素如布地奈德福莫特罗吸入剂可能引起口腔、咽喉部的白假丝酵母菌感染，表现为声音嘶哑、咽部不适，吸药后用水漱口及局部应用抗霉菌药物可降低发生率。

第四章　消化系统疾病用药

第一节　抗酸药和胃黏膜保护药

必背采分点

1. 抗酸药是**碱性物质**，在胃内直接中和胃酸，能够快速有效地缓解反酸、胃痛等不适症状。

2. **氢氧化铝**是典型且常用的抗酸药，具有抗酸、吸附、局部**止血**和保护溃疡面等作用。

3. 氢氧化铝与胃酸作用时，产生的氧化铝有收敛作用，可局部止血，但是也有可能引起**便秘**。

4. 铝碳酸镁在胃中可迅速转化为氢氧化铝和**氢氧化镁**。

5. 与枸橼酸铋钾相比，**胶体果胶铋**的胶体特性更好。

6. 硫糖铝还具有**吸附胃蛋白酶**，中和胃酸、胆汁酸的作用，并能促进内源性前列腺素 E 的合成以及吸附表皮生长因子，使之在溃疡或炎症处浓集，有利于黏膜再生。

7. 目前抗酸药常用于轻度间歇性胃食管反流病引起的**烧心**，不是酸相关性疾病的首选药。

8. 碳酸氢钠口服具有调节体内酸碱平衡和碱化尿液的作用，目前口服碳酸氢钠更多作为**碱化尿液**使用，较少用作抗酸药。

9. 铝剂可吸附胆盐而减少脂溶性维生素的吸收，特别是**维生素 A**。

10. 左旋多巴合用**铝剂**时吸收可能增加。

11. 抗酸药与**肠溶药物**同服，可使肠溶包衣或胶囊加快溶解，不应同用。

12. 铝、钙剂可致**便秘**，与剂量相关。

13. 含镁的抗酸药可引起腹泻和高镁血症，但高镁血症只会在**肾功能不全者**引起问题。

14. 严重铝潴留仅发生于**肾衰竭**患者，且可能会在长期应用氢氧化铝后出现神经毒性和贫血。

15. 妊娠期使用碳酸氢钠时，易引起**水钠潴留**。

16. 铝碳酸镁治疗胃和丨二指肠溃疡时，每次**1g**，每日 4 次。

17. 枸橼酸铋钾用于幽门螺杆菌（Hp）根除治疗，推荐疗程**14 日**，需同时合用质子泵抑制剂和抗菌药物。

18. 枸橼酸铋钾禁用于**妊娠期妇女、肾功能不全者**。

19. 枸橼酸铋钾临床应用可见恶心、呕吐、便秘及腹泻。偶见轻度过敏反应。服药期间，口中可能带有氨味并可**使舌苔及大便呈灰黑色**。

20. 枸橼酸铋钾应避免同服**牛奶等高蛋白饮食（如牛奶）**，如需要合用，应至少间隔 0.5 小时；抗酸药可干扰枸橼酸铋钾的作用，不能同时服用。

21. 枸橼酸铋钾长期服用时，肾功能不全者可出现铋的**蓄积**，可导致神经病变、脑病、骨关节病、齿龈炎、口腔炎和结肠炎。

22. 吉法酯口服用量：成人每次**100mg**，每日 3 次。

历年考题

【A 型题】服用后可能导致口味中有氨味，舌苔、大便呈黑色的药物是（   ）

A. 奥美拉唑　　　　　B. 硫糖铝

C. 枸橼酸铋钾　　　　D. 西咪替丁

E. 泮托拉唑

【考点提示】C。枸橼酸铋钾临床应用可见恶心、呕吐、便秘及腹泻。偶见轻度过敏反应。服药期间，口中可能带有氨味并可使舌苔及大便呈灰黑色。

第二节 抑酸剂

🎓 **必背采分点**

1. H₂受体阻断剂药物有西咪替丁、**雷尼替丁**、法莫替丁、尼沙替丁、罗沙替丁和拉呋替丁等。

2. 雷尼替丁对肝药酶的抑制作用较西咪替丁**轻**（与细胞色素 P450 的亲和力较后者小 10 倍）。

3. 雷尼替丁口服吸收迅速但不完全，口服生物利用度约为**50%**，且不受食物影响。

4. 雷尼替丁会减慢苯妥英钠的代谢，也可能干扰磺酰脲类口服降糖药的药效，导致低血糖或**高血糖**。

5. 胃酸分泌受抑制后，一些靠胃酸激活的消化酶，如胃蛋白酶活性**降低**。

6. 由于硫糖铝需经胃酸水解后才能发挥作用，而H₂受体阻断剂抑制胃酸分泌，故联合用药时**硫糖铝**的疗效可能降低，宜避免合用。

7. H₂受体阻断剂可透过血－脑屏障，引起头痛、头晕、乏力，也可出现**可逆性**的神志不清、精神异常、行为异常、幻觉、激动、失眠等。

8. 西咪替丁是上市最早的 H₂受体阻断剂，不良反应相对较多，特别是它具有**轻度抗雄性激素**作用，可出现脂质代谢异常、高催乳素血症、血浆睾酮水平下降和促性腺激素水平增加，长期用药可出现男性乳房肿胀、胀痛以及女性溢乳等。

9. 雷尼替丁和法莫替丁均以原型从肾脏排泄，肾功能不全者更易**蓄积**。

10. 雷尼替丁口服治疗卓－艾综合征宜用大剂量，每日**600 ~ 1200mg**。

11. 雷尼替丁可**减少肝脏血流**，因而与普萘洛尔、利多卡因等代谢受肝血流量影响较大的药物合用时，可延长这些药物的作用。

12. 法莫替丁口服用量：成人每次 20mg，每日 2 次，早晚服用；或睡前一次服用 40mg。

13. 质子泵抑制剂（PPI）代表药物有奥美拉唑、**兰索拉唑**、泮托拉唑、雷贝拉唑、艾司奥美拉唑（即埃索美拉唑）、艾普拉唑和右兰索拉唑等。

14. PPI 对质子泵的抑制作用是不可逆的，待新的质子泵生成后，才能恢复泌酸作用，故虽然 PPI 的体内半衰期只有 1 ~ 2 小时，但单次抑酸作用时间可维持**12 小时**以上。

15. PPI 遇酸会快速分解，口服必须采用**肠溶剂型**。

16. PPI 会减少某些**HIV 蛋白酶抑制剂**的吸收，除此之外，PPI 极少发生具有临床意义的药物相互作用。

17. 目前对 PPI 增加感染风险的关注主要集中在胃肠道和**呼吸道**两个方面。

18. 胃肠道感染包括难辨梭菌感染和**小肠细菌过度生长**，在肝硬化合并腹水患者，可增加自发性细菌性腹膜炎发生的风险。

19. PPI 使用可增加反流至喉部的胃液中的细菌载量，增加**吸入性肺炎**发生率。

20. 临床上应在 PPI 治疗后至少**4 周**才进行 UBT 试验。

21. 奥美拉唑口服用量：每次**20 ~ 40mg**，每日 1 次，清晨顿服。

22. 泮托拉唑口服用量：用于十二指肠溃疡、胃溃疡和反流性食管炎，每日服用**40mg**；Hp 根除时，1 次 40mg，每日 2 次。

23. 静脉注射泮托拉唑可能引起**血栓性静脉炎**。

24. 艾司奥美拉唑静脉注射可用于**消化性溃疡急性出血**的治疗，及降低成人胃和十二指肠溃疡出血内镜治疗后再出血风险。

25. 降低成人胃和十二指肠溃疡出血内镜治疗后再出血风险：首先给予**80mg**静脉滴注，滴注持续时间 30 分钟，然后持续静脉滴注，给药速度每小时 8mg。

26. 钾离子竞争性酸抑制剂（P‑CAB）口服后，

P－CAB能快速达到高血浆浓度，因此起效迅速，目前国际上已上市的P－CAB有沃诺拉赞和**瑞伐拉赞**。

27. P－CAB体内代谢**慢**，具有更持久的胃酸分泌抑制作用。

28. 沃诺拉赞用于NSAID所致溃疡的预防和**消化性溃疡病**的治疗。

29. 沃诺拉赞并不主要由CYP2C19代谢，同时对质子泵的抑制作用无需酸的激活，可以直接作用于质子泵，因此能够快速起效，且在**1小时内**就能达到最大效果，可以比较容易地达到最佳抑酸状态。

30. 沃诺拉赞用于胃溃疡和十二指肠溃疡，每次口服**20mg**，每日1次。

31. 前列腺素类抑酸剂（特别是E和I组）可降低胃壁细胞的**胃酸分泌**，还可增强黏膜的防御机制，能增加碳酸氢盐和黏液的分泌。

32. 米索前列醇口服吸收迅速，可于**1.5小时**吸收完全。

33. 米索前列醇与米非司酮序贯合并使用，可用于终止停经**49日内**的早期妊娠。

34. 米索前列醇不良反应最常见的是剂量依赖性的腹部绞痛、**腹痛**和腹泻。

历年考题

【A 型题】1. 关于法莫替丁用药注意事项的说法，错误的是(　　)

- A. 以原型从肾脏排泄，肾功能不全患者易造成药物在体内蓄积
- B. 抑制肝脏细胞色素 P450 酶的活性，从而影响茶碱、华法林、地西泮等药物的代谢
- C. 肾功能不全患者需要减少给药剂量或延长给药间隔
- D. 与西咪替丁相比，对性激素的影响较轻
- E. 妊娠期、哺乳期妇女禁用

【考点提示】B。本题考查法莫替丁的特点。法莫替丁不与肝脏细胞色素 P450 酶作用，故不影响茶碱、苯妥英、华法林及地西泮等药物的代谢，也不影响普鲁卡因胺等的体内分布。

【A 型题】2. 患者，女，68 岁。近期有急性心肌梗死病史。目前正在服用阿司匹林、氯吡格雷、普伐他汀和美托洛尔。近日因偶尔出现胃灼热不适感而就医，该患者应避免使用的药物是(　　)

- A. 法莫替丁　　　　　B. 雷尼替丁
- C. 雷贝拉唑　　　　　D. 奥美拉唑
- E. 泮托拉唑

【考点提示】D。本题考查质子泵抑制剂与氯吡格雷的联用。氯吡格雷是前药，需经 CYP2C9、CYP2C19 代谢活化，才具有抗血小板聚集作用，应联用对 CYP2C19 影响较小的泮托拉唑、兰索拉唑或右兰索拉唑（影响最小），尤其不推荐氯吡格雷与奥美拉唑和埃索美拉唑合用。

第三节　解痉药、胃肠动力药和治疗功能性胃肠病药

必背采分点

1. 解痉药除了传统的抗胆碱 M 受体药，还可选用**季铵类**、罂粟碱及其衍生物等。

2. 抗胆碱 M 受体药是**莨菪碱类**药物及其衍生物，包括颠茄、阿托品、山莨菪碱、丁溴东莨菪碱、东莨菪碱。

3. 东莨菪碱的外周作用较阿托品**强**而维持时间短。

4. 季铵类代表药物是**匹维溴铵**，它没有抗胆碱能作用，也没有对心血管系统的副作用，作为解痉药，对症治疗与肠道功能紊乱有关的疼痛、排便异常和肠道不适。

5. 匹维溴铵低于 10% 的口服剂量经胃肠道吸收，1

小时内达血浆峰浓度，清除半衰期为 1.5 小时，该药几乎全部在**肝脏**代谢并清除。

6. 罂粟碱除了治疗肾、胆或胃肠道等内脏痉挛，还可治疗脑、心及外周血管痉挛所致的**缺血**。

7. 山莨菪碱作用与阿托品相似或稍弱，但**扩瞳**和抑制腺体分泌（如唾液腺）作用较弱，且极少引起中枢兴奋症状。

8. 丁溴东莨菪碱不进入中枢神经系统，因此不对中枢神经系统产生**抗胆碱能**副作用。

9. 吩噻嗪类抗精神病药、三环类抗抑郁药、金刚烷胺可增强**阿托品**的不良反应。

10. 莨菪碱类药物的禁忌证有青光眼患者、**前列腺增生患者**、高热患者、重症肌无力患者、幽门梗阻与肠梗阻者。

11. 莨菪碱类药物对膀胱逼尿肌、输尿管都有**解痉**作用，老年人用药后容易发生排尿困难、便秘、口干（尤其是男性）。

12. 口服颠茄酊剂用量：每次 0.3 ~ 1.0mL，极量一次**1.5mL**，每日 3 次。

13. 阿托品成人口服用量：每次**0.3 ~ 0.6mg**，每日 3 次，极量一次 1mg 或每日 3mg。

14. 阿托品成人最低致死量为**80 ~ 130mg**，儿童为 10mg。

15. **抗组胺药**可增强阿托品的外周和中枢效应，可加重口干或一过性声音嘶哑、尿潴留、眼压增高等不良反应。

16. 东莨菪碱成人口服常用量：每次 0.3 ~ 0.6mg，每日 0.6 ~ 1.2mg，极量 1 次 0.6mg，1 日 **2mg**。

17. 东莨菪碱不能抗抑郁、治疗精神病和**帕金森病**的药物合用。

18. 常用促胃肠动力药大多以**多巴胺受体**或 5 - 羟色胺受体 4（5 - HT_4）为作用靶点。

19. 多潘立酮不易透过血 - 脑屏障，在脑内的浓度很低，使用者（尤其成人）中罕见锥体外系反应，但多潘立酮有**促进脑垂体泌乳素释放**的作用。

20. 甲氧氯普胺易透过血 - 脑屏障，故易引起锥体外系反应，常见嗜睡和**倦怠**。

21. 多潘立酮口服用量：成人每次**10mg**，每日 3 ~ 4 次。

22. 多潘立酮若在餐后服用，吸收会有所延迟，日最高剂量为**80mg**。

23. **抗酸剂**或**抑制胃酸分泌药物**可降低多潘立酮口服的生物利用度，不应与多潘立酮同时服用，建议间隔使用。

24. 莫沙必利口服用量：成人每日 3 次，每次**5mg**，餐前或餐后服用。

25. 匹维溴铵口服用量：成人每天剂量 150 ~ 200mg，少数情况下，如有必要，日剂量可增至**300mg**。

26. 曲美布汀可使**胃排空功能**的减弱得到改善，同时，还可使胃排空功能亢进得到抑制。

第四节　止吐药

必背采分点

1. 东莨菪碱是抗胆碱能药物，易通过血－脑屏障，能有效预防**晕动病**，可抗晕船、晕车。

2. 5－HT₃受体阻断剂能高效地预防**化疗后恶心呕吐反应（CINV）**，特别对于中至高度致吐性化疗药物引起的急性呕吐，5－HT₃受体阻断剂是治疗方案的基础药物。

3. **帕洛诺司琼**属于长效的 5－HT₃受体阻断剂，半衰期约 40 小时。

4. 按照发生时间，CINV 通常可以分为急性、延迟性、预期性、爆发性及**难治性**5 种类型。

5. 急性恶心呕吐一般发生在给药数分钟至数小时，

并在给药后**5~6 小时**达高峰，但多在 24 小时内缓解。

6. 延迟性恶心呕吐多在化疗 24 小时之后发生，常见于顺铂、卡铂、环磷酰胺和**阿霉素**化疗时，可持续数日。

7. 预期性恶心呕吐往往伴随焦虑、**抑郁**，与以往 CINV 控制不良有关，发生率为 18% ~57%，恶心比呕吐常见。

8. 爆发性呕吐是指即使进行了预防处理但仍出现的呕吐，并需要进行"**解救性治疗**"。

9. 高度催吐性化疗方案：推荐化疗前用三药方案，包括单剂量 5－HT₃受体阻断剂、地塞米松和**NK－1 受体阻断剂**。

10. 对于高度催吐性或延迟性恶心呕吐高风险的多日化疗方案，可以考虑加入**阿瑞匹坦**。

11. 止吐药物导致肠分泌及蠕动功能受损是临床上引起便秘最常见的原因，**便秘**也是 5－HT₃受体阻断剂最常见的不良反应。

12. **头痛**是 5－HT₃受体阻断剂的常见不良反应。

13. 昂丹司琼对催吐程度不太强的化疗药引起的呕吐用法用量：化疗前 15 分钟静脉注射**8mg**，以后每隔 8~12 小时口服 8mg，连用 5 天。

14. 昂丹司琼对于中度和重度肝功能损害患者药物

清除能力显著下降，一日剂量不应超过**8mg**。

15. 阿瑞匹坦与其他止吐药物联合给药，用于预防高度致吐性抗肿瘤化疗的初次和重复治疗过程中出现的**急性和迟发性**恶心和呕吐。

16. 阿瑞匹坦不良反应常见便秘、食欲减退、**呃逆**、疲乏无力、ALT 水平上升。

第五节　肝胆疾病用药

📖 **必背采分点**

1. 促进代谢类药物及维生素代表药物有**门冬氨酸钾镁**、各种氨基酸制剂、各种水溶性维生素。

2. 必需磷脂类药物临床用于以肝细胞膜损害为主的**急慢性肝炎**、药物性肝炎、酒精性肝病、中毒性肝炎等。

3. **多烯磷脂酰胆碱**为目前疗效最为肯定的一种肝脏疾病治疗药物。

4. 解毒类药代表性药物有还原型谷胱甘肽、**硫普罗宁**、葡醛内酯。

5. 葡醛内酯在体内可与含有**羟基或羧基**的毒物结合，形成低毒或无毒结合物，由尿排出体外，保护肝脏和解毒，用于急慢性肝炎的辅助治疗。

6. 硫普罗宁是一种与**青霉胺**性质相似的含巯基药物，具有保护肝脏组织及细胞的作用。

7. 抗炎类药代表药物主要为**甘草甜素制剂**，如复方甘草甜素、甘草酸二铵、异甘草酸镁。

8. 降酶药特点是降低**血清丙氨酸氨基转移酶（ALT）**作用肯定，但对天冬氨酸氨基转移酶（AST）作用不明显。

9. 联苯双酯对多种化学毒物引起的 ALT 升高均有明显的降低作用，并具有**降酶速度快**、降幅大的特点。

10. 利胆药代表药物有腺苷蛋氨酸、**熊去氧胆酸**等。

11. 双环醇口服用量：成人常用剂量每次**25mg**，必要时可增至 50mg，每日 3 次，最少服用 6 个月或遵医嘱，应逐渐减量。

12. 多烯磷脂酰胆碱口服制剂适用于辅助改善**中毒性肝损伤**（如药物、毒物、化学物质和酒精引起的肝损伤等）以及脂肪肝和肝炎患者的食欲不振、右上腹压迫。

13. 多烯磷脂酰胆碱注射液含苯甲醇，给予新生儿和早产儿含有苯甲醇的制剂可导致致命性的"**喘息综合征**"，新生儿和早产儿禁用。

14. 严重低钾血症、高钠血症、**高血压**、心衰、肾功能衰竭患者禁用甘草酸二铵。

15. <u>皮肤反应</u>是硫普罗宁最常见的不良反应，发生率为 10% ~ 32%，表现为皮疹、皮肤瘙痒、皮肤发红、荨麻疹、皮肤皱纹、天疱疮、皮肤及眼睛黄染等，其中皮肤皱纹通常仅在长期治疗后发生。

16. 水飞蓟宾葡甲胺适用于急性、慢性肝炎，**初期肝硬化**，中毒性肝损害的辅助治疗。

17. 鹅去氧胆酸、熊去氧胆酸、**去氢胆酸**能降低胆汁内胆固醇的饱和度，脂类恢复微胶粒状态，从而使结石中的胆固醇溶解、脱落。

18. 熊去氧胆酸是一种无毒性的**亲水胆酸**，能竞争性地抑制毒性内源性胆酸在回肠的吸收。

19. 鹅去氧胆酸为熊去氧胆酸的异构体，溶石机制、功效与熊去氧胆酸基本相同，但服药量较大，**腹泻**发生率高，且对肝脏有一定毒性，目前已少用。

20. 如果胆囊不能在 X 射线下被看到、**胆结石钙化**、胆囊不能正常收缩以及经常性的胆绞痛等不能使用熊去氧胆酸。

21. 熊去氧胆酸不应与考来烯胺、**氢氧化铝**、氢氧化铝－三硅酸镁等药同服，这些药可以在肠中和熊去氧胆酸结合，从而阻碍后者吸收，影响疗效。

第六节 泻药和便秘治疗药

🎓 **必背采分点**

1. 慢性便秘的病因包括功能性、器质性和**药物性**。

2. 药物性便秘主要由抗胆碱药物、阿片类药物、钙拮抗剂、抗抑郁药、抗组胺药、解痉药、**抗惊厥药**等诱发。

3. 刺激性泻药通便起效**快**，可增强肠道动力和刺激肠道分泌。

4. 渗透性泻药可在肠内形成**高渗状态**，吸收水分，增加粪便体积，刺激肠道蠕动。

5. 渗透性泻药包括**聚乙二醇**、乳果糖、盐类泻药（如硫酸镁等）。

6. 容积性泻药通过滞留粪便中的水分，增加粪便含水量和**粪便体积**起到通便作用。

7. 润滑性泻药包括甘油、液体石蜡、多库酯钠等，可以口服或制成灌肠剂，具有软化大便和**润滑肠壁**的作用，使粪便易于排出。

8. 伊托必利可促进**结肠**运动。

9. **普芦卡必利**是一种高选择性 5-HT$_4$ 受体激动剂。

10. 促分泌药包括鲁比前列酮（国内未上市）和**利那洛肽**，通过刺激肠液分泌促进排便。

11. 微生态制剂可分为益生菌、**益生元**和合生元3类，粪菌移植治疗也属于广义的肠道微生态治疗。

12. 刺激性泻药虽起效快、效果好，长期使用易出现药物依赖、营养吸收不良和电解质紊乱，还可损害肠神经系统导致结肠动力减弱，**蒽醌类**长期服用还可导致结肠黑变病。

13. 渗透性泻药适用于**轻度和中度**便秘患者，盐类泻药过量应用会导致电解质紊乱。

14. 容积性泻剂潜在的不良反应包括腹胀、**食管梗阻**、结肠梗阻，以及钙和铁吸收不良。

15. 粪便嵌塞、疑有**肠梗阻**的患者应慎用容积性泻药。

16. 润滑性泻药适合于年老体弱及伴有高血压、心功能不全等**排便费力**的患者。

17. **液体石蜡**可干扰脂溶性维生素的吸收，吞咽困难的患者还有误吸导致吸入性肺炎的危险，应尽量避免口服。

18. 促动力药莫沙必利作用于肠神经末梢，增加肠道动力，促进排便，主要用于排便次数少、粪便干硬的**慢传输型**便秘患者。

19. <u>聚乙二醇</u>是便秘患儿的一线治疗药物，同属渗透性泻药的乳果糖和容积性泻药也被证实有效，且耐受性良好。

20. 蒽醌类泻药和<u>蓖麻油</u>可能有致畸或诱发子宫收缩的风险，应避免使用。

21. 慢性疼痛常使用阿片类药物，便秘是各种阿片类药物最常见的不良反应，临床称之为<u>**阿片类引起的便秘（OIC）**</u>。

22. 聚乙二醇4000用于成人及<u>**8岁以上**</u>儿童（包括8岁）便秘。

23. 因聚乙二醇4000含有<u>山梨糖醇</u>，果糖不耐受患儿禁用。

24. 聚卡波非钙成人口服常用量：每次<u>**1g**</u>，每日3次。餐后用足量水送服。

25. 聚卡波非钙在肠道脱钙，合用维生素D促进肠道钙吸收，易发生<u>高钙血症</u>。

26. 多库酯钠口服用量：成人一天<u>**100～300mg**</u>，首次排便之前服用高剂量，维持阶段服用较低剂量。

27. 普芦卡必利用于治疗成年女性患者中通过<u>**轻泻剂**</u>难以充分缓解的慢性便秘症状。

28. 普芦卡必利最常见的不良反应为头痛及<u>**胃肠道症状**</u>（腹泻、腹痛或恶心），各自的发生率约为20%。

29. 利那洛肽口服用量：成人推荐每日**290μg**，至少首餐前 30 分钟服用。

30. 利那洛肽最常见的不良反应是**腹泻**，大多为轻度至中度，大约在 20% 的患者中发生，其他常见不良反应（>1%）包括腹痛、腹胀和肠胃胀气。

历年考题

【A 型题】1. 属于刺激性泻药的是（　　　）

A. 甘油（开塞露）　　　B. 聚乙二醇 4000

C. 乳果糖　　　　　　　D. 酚酞

E. 硫酸镁

【考点提示】D。刺激性泻药包括酚酞、比沙可啶、蒽醌类药物（如大黄、番泻叶及麻仁丸等中药）和蓖麻油。

【A 型题】2. 属于润滑性泻药的是（　　　）

A. 甘油（开塞露）　　　B. 聚乙二醇 4000

C. 乳果糖　　　　　　　D. 酚酞

E. 硫酸镁

【考点提示】A。润滑性泻药包括甘油、液体石蜡、多库酯钠等，可以口服或制成灌肠剂，具有软化大便和润滑肠壁的作用，使粪便易于排出。

第七节　止泻药、肠道抗感染药、肠道消炎药

必背采分点

1. 腹泻定义为排稀便或水样便，通常在 24 小时内至少排便**3 次**。

2. 吸附剂可结合消化道黏液和毒素，代表药物有蒙脱石散和**药用炭**，药用炭也可吸附肠道内的肌酐、尿酸等有毒物质，用于肾功能衰竭者。

3. 国内市售的补液盐有 3 种配方，**口服补液盐Ⅲ**是低渗性口服补液盐，钠和葡萄糖含量有所减少，是 WHO 推荐的低渗方案。

4. 口服补液盐Ⅰ：葡萄糖 11g，氯化钠 1.75g，氯化钾 0.75g，**碳酸氢钠 1.25g**，用 500mL 水稀释后服用。

5. 口服补液盐Ⅱ：无水葡萄糖 10g，氯化钠 1.75g，氯化钾 0.75g，**枸橼酸钠 1.45g**，用 500mL 水稀释后服用。

6. 口服补液盐Ⅲ：无水葡萄糖 3.375g，氯化钠 0.65g，氯化钾 0.375g，枸橼酸钠 0.725g，用**250mL** 水稀释后服用。

7. **洛哌丁胺**与肠壁有高亲合力，易与纵肌层的阿片受体结合，抑制乙酰胆碱和前列腺素类的释放，从而减少推动性蠕动，增加肠道转运时间。

8. 洛哌丁胺大部分被肠壁吸收，但由于明显的首关效应，进入全身循环的仅约为**0.3%**。

9. 抗分泌药有**消旋卡多曲和次水杨酸铋**。

10. 抗酸药、抗菌药与**活菌制剂**合用可减弱其疗效，避免同服；铋剂、鞣酸、活性炭、酊剂等能抑制、吸附或杀灭活菌，故也应错时分开服用。

11. 活菌制剂溶解时水温不宜超过**40℃**。

12. 蒙脱石不溶于水，服用时需要一定量的水稀释形成混悬液后才能有利于药物在胃肠道黏膜表面的散布，通常建议每个包装（3g）至少需要**50mL**水稀释。

13. 补液盐用于预防和治疗腹泻引起的**轻、中度脱水**，并可用于补充钠、钾、氯。

14. 补液盐开始饮用时可出现**胃肠道不适**（恶心、呕吐、刺激感），可少量分次服用。

15. 洛哌丁胺口服一日最大剂量：成人不超过**16mg**，儿童给药剂量与体重相关（最大剂量 6mg/20kg），儿童一日最大剂量不超过 16mg。

16. 消旋卡多曲口服用量：每次 0.1g，每日 3 次，最好餐前服用，连续用药不超过**7 日**。

17. 地衣芽孢杆菌活菌与抗菌药合用时可减低前者的疗效，故不应同服，必要时可间隔**3 小时**服用。

18. 利福昔明是一种非吸收性的利福霉素类药物，可有效治疗由非侵袭性大肠埃希菌菌株引起的**旅行者腹泻**，但弯曲杆菌通常对利福昔明耐药。

19. 利福昔明口服用量：成人和 12 岁以上儿童每次**0.2g**，每日 4 次。

20. 柳氮磺吡啶和美沙拉嗪主要用于**溃疡性结肠炎（UC）**治疗。

21. 克罗恩病（CD）的治疗药物包括口服美沙拉嗪、**糖皮质激素**、免疫调节剂（如硫唑嘌呤、6－巯嘌呤、甲氨蝶呤）、生物制剂（如英夫利西单抗、阿达木单抗、塞妥珠单抗、那他珠单抗、维多珠单抗、优特克单抗）。

22. 柳氮磺吡啶对肠道菌群显示微弱的抗菌作用，通过抗菌、抗炎和免疫抑制等作用也能发挥**抗风湿性关节炎**等效应。

23. 柳氮磺吡啶的特异性不良反应包括皮疹、肝炎、胰腺炎、肺炎、粒细胞缺乏和**再生障碍性贫血**，当发生特异性不良反应时，应立即停药，且不能再使用。

24. 柳氮磺吡啶剂量相关的不良反应包括胃肠道毒性、中枢神经系统毒性和**轻度血液系统毒性**，使用柳氮磺吡啶治疗的男性可能出现少精子症和不育，这些不良反应在停药后可逆转。

25. 严重的**粒细胞缺乏**是柳氮磺吡啶罕见但后果严重的不良反应。

26. 口服美沙拉嗪出现轻度水样泻的比例可达8%，腹泻在初始治疗时发生，随着肠道适应性增加，腹泻常在**4 ~ 8 周**时消退。

27. 由于柳氮磺吡啶影响叶酸代谢，推荐妊娠期妇女每日补充叶酸**2mg**。

28. 柳氮磺吡啶口服用量：成人每日 3 ~ 4g，分次口服，用药间隔应不宜超过 8 小时，为防止消化道不耐受，初始小剂量开始，如果日剂量超过**4g**，应警惕毒性增加。

29. 美沙拉嗪用于成人溃疡性结肠炎急性发作，口服用量：每日 4 次，每次**1g**。

第八节　助消化药

必背采分点

1. **乳酶生**是活菌制剂，属于微生态制剂。

2. 胰酶主要为**胰蛋白酶**、胰淀粉酶与胰脂肪酶，在肠液中可消化蛋白质、淀粉和脂肪。

3. 胰蛋白酶能使蛋白质转化为蛋白胨，胰淀粉酶使淀粉转化为糊精与糖，胰脂肪酶则使脂肪分解为甘油和**脂肪酸**。

4. 胰酶口服制剂能使食物中的不同成分被充分消化为可吸收的**小分子片段**，比如脂肪被脂肪酶分解、碳水化合物被淀粉酶分解、蛋白质被蛋白酶分解。

5. 乳酶生用于消化不良、腹胀及小儿饮食失调所引起的腹泻、**绿便**等。

6. 乳酶生口服用量：12 岁以上儿童及成人每次**0.3～0.9g**，每日 3 次，餐前服。

7. 胰酶适用于儿童或成人**胰腺外分泌不足**的替代治疗。

8. 胰酶在中性或微碱性环境下助消化效果最好，故多制成肠溶片剂，且不应**嚼服**。

9. **胰腺炎早期者**禁用胰酶。

第五章　心血管系统疾病用药

第一节　抗心律失常药

必背采分点

1. β受体阻断剂可阻滞β肾上腺素能受体，降低交感神经效应，从而减慢窦性节律，减慢心房和房室结的传导，延长房室结的功能性不应期，因此可用于治疗**心律失常**。

2. Ⅰa类适度阻滞钠通道，代表药物主要有奎尼丁、**普鲁卡因胺**等。

3. Ⅰb类轻度阻滞钠通道药物具有缩短复极时间和**提高心室颤动阈值**的作用。

4. Ⅰc类明显阻滞钠通道，显著降低动作电位0相上升速率和幅度，减慢**传导性的作用**最为显著，对Q-T间期影响较小。

5. 作用于钾通道的药物通常被称为**钾通道调节剂**，

包括钾通道阻滞剂和钾通道开放药。

6. 钾通道阻滞剂如**磺酰脲类降糖药**及新型Ⅲ类抗心律失常药。

7. Ⅲ类抗心律失常药代表药物为**胺碘酮、索他洛尔**。

8. 索他洛尔同时也兼有Ⅱ类抗心律失常药的 β 受体阻断作用，当用药剂量低至**25mg** 以下时，L－索他洛尔具有非选择性 β 受体阻断作用，该阻滞作用为普萘洛尔的 1/3。

9. Ⅲ类抗心律失常药发挥作用需要高于**80mg** 的剂量。

10. 钙通道分为**L－型钙通道**和 T－型钙通道。

11. L－型钙通道是细胞兴奋时**外钙内流**的主要途径，分布于各种可兴奋细胞上。

12. 奎尼丁主要用于房颤与心房扑动（房扑）的复律、复律后窦性节律的维持和危及生命的**室性心律失常**。

13. 奎尼丁典型不良反应为尖端扭转型室速、**胃肠道不适**、房室结传导加快。

14. 普鲁卡因胺用于室上性和**室性心律失常**的治疗，也用于预激综合征房颤合并快速心率，或鉴别不清室性或室上性来源的宽 QRS 心动过速。

15. 普罗帕酮典型不良反应为室速、**充血性心力衰竭**、房室结传导加快（转变成房扑）。

16. 普罗帕酮副作用使室内传导障碍加重，**QRS 波增宽**，出现负性肌力作用，诱发或使原有心衰加重，造成低心排血量状态，进而室速恶化。

17. 胺碘酮适用于室上性和室性心律失常的治疗，可用于**器质性心脏病**、心功能不全者，促心律失常反应少。

18. 胺碘酮含碘量高，长期应用的主要副作用为**甲状腺功能改变**，应定期检查甲状腺功能。

19. 索他洛尔副作用与剂量有关，随剂量增加，**扭转型室速**发生率上升。

20. 电解质紊乱如低钾、**低镁**可加重索他洛尔的毒性作用。

21. **利多卡因**对短动作电位时程的心房肌无效，因此仅用于室性心律失常。

22. 利多卡因常见神经系统不良反应如言语不清、**眩晕**等。

23. 美西律主要用于**室性期前收缩**及室性心动过速、心室纤颤及急性心肌梗死或洋地黄所致心律失常，可长期口服。

24. 室性心律失常患者若伴有左室功能不全、**轻度**

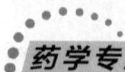

传导系统病变应首选美西律。

25. β 受体阻断剂用于控制房颤和房扑的**心室率**，也可减少房性和室性期前收缩，减少室速的复发。

26. 地尔硫䓬用于控制房颤和房扑的心室率，**减慢窦速**。

27. 抗心律失常药物中引起 Q－T 间期延长的药物主要为 **I a 类抗心律失常药物**、Ⅲ类抗心律失常药物及其他类药。

28. 普罗帕酮口服治疗量：每日**300 ~ 900mg**，分 4 ~ 6 次服用。

29. 普罗帕酮与**华法林**合用时可增加华法林血药浓度和凝血酶原时间。

30. 普罗帕酮可以增加血清地高辛浓度，并呈**剂量依赖型**。

31. 胺碘酮口服：负荷量，通常每日**600mg（3 片）**，可以连续应用 8 ~ 10 日。

32. 胺碘酮可引起肺毒性，起病隐匿，最短见于用药后 1 周，多在连续应用**3 ~ 12 个月**后出现。

33. 索他洛尔成人口服用量：40 ~ 80mg，每日 2 次起始（根据体重和肾功能作调整），在用药最初 3 日进行严密心电监测，尤其注意监测**Q－T 间期**。

34. 索他洛尔肾功能异常时的剂量调整：根据肌酐

清除率（Ccr）调整给药间隔，Ccr > 60mL/min 时每隔 12 小时给药一次；40 ~ 60mL/min 时，每隔 24 小时给药一次；**< 40mL/min** 时禁忌使用。

35. 维拉帕米**静脉注射**用于终止阵发性室上性心动过速和左心室特发性室性心动过速。

36. 维拉帕米静脉给药一般起始剂量为 5 ~ 10mg（或按体重 0.075 ~ 0.15mg/kg），稀释后缓慢静脉推注至少**2 分钟**。

37. 维拉帕米静脉滴注给药，每小时 5 ~ 10mg，加入氯化钠注射液或 5% 葡萄糖注射液中静滴，每日总量不超过**50 ~ 100mg**。

历年考题

【A 型题】1. 可阻滞钠通道，用于治疗室性心律失常的药品是（　　）

    A. 硝酸甘油　　　　　　B. 利多卡因

    C. 氨氯地平　　　　　　D. 氯沙坦

    E. 美托洛尔

【考点提示】B。利多卡因属于Ib 类抗心律失常药，对短动作电位时程的心房肌无效，因此仅用于室性心律失常。

【A 型题】2. 属于钠通道阻滞剂（第Ⅰa 类）的抗心律失常药是（　　）

A. 维拉帕米　　　　B. 胺碘酮

C. 美西律　　　　　D. 拉贝洛尔

E. 普鲁卡因胺

【考点提示】E。Ⅰa 类适度阻滞钠通道代表药物主要有奎尼丁、普鲁卡因胺等。

第二节　抗高血压药

必背采分点

1. ACEI 类药可导致缓激肽、**P 物质堆积**，引起咳嗽等不良反应。

2. 除**卡托普利**的半衰期较短，需每日给药 2 ~ 3 次，多数 ACEI 可每日给药 1 次，对于使用依那普利、贝那普利和雷米普利较大剂量的患者，可每日分 2 次给药，以维持 24 小时的有效作用。

3. 许多 ACEI 是含酯的前药，虽活性减少**100 ~ 1000倍**，但口服生物利用度提高。

4. 多数 ACEI 的起效时间在**1 小时**，作用时间可以维持 24 小时。

5. 血管紧张素Ⅱ受体拮抗剂（ARB）类除厄贝沙坦（60% ~ 80%）和替米沙坦（42% ~ 57%）外，其他药的口服生物利用度都较低**(15% ~ 33%)**。

6. 所有的 ARB 药物起效时间在**2 小时左右**，蛋白结合率大于 96%，作用持续时间在 24 小时以上，可以每日给药 1 次或 2 次。

7. 血浆药物浓度峰值时间**6 小时左右**，坎地沙坦和替米沙坦较其他 ARB 药物时间略长。

8. 替米沙坦在肝脏轻中度障碍患者体内血浆药物浓度明显增加，使用初始剂量宜小，每日用量不应超过**40mg**，重度肝损害或胆道阻塞性疾病患者应该避免使用替米沙坦。

9. 厄贝沙坦用于肾功能损伤的患者无需调整剂量，但是对血液透析患者初始剂量可考虑为**75mg**。

10. ACEI 类最常见不良反应为**干咳**，多见于用药初期，症状较轻者可坚持服药，不能耐受者可改用 ARB 类。

11. ARB 类不良反应少见，偶有**腹泻**。

12. 肾素 - 血管紧张素系统抑制药与其他抑制血管紧张素 Ⅱ 及其作用的药物一样，与**保钾利尿剂**、钾盐或含高钾的低盐替代品合用可加重 ACEI 引起的高钾血症，故应避免联合。

13. 不推荐 ACEI 类和 ARB 类药物联合应用，可能导致进一步的**肾功能损害**，包括可能发生急性肾功能衰竭。

14. 卡托普利用于高血压、心力衰竭、**高血压急症**。

15. 卡托普利口服：食物可使本品吸收减少 30% ~ 40%，故宜在餐前**1 小时**服药。

16. 使用卡托普利者应定时检查全血细胞计数，防止出现中性粒细胞减少，尤其是对**肾功能减退**的患者。

17. 卡托普利偶有**肝酶增高**。

18. 福辛普利用于高血压、**心力衰竭**。

19. 福辛普利用于高血压，口服初始剂量每次**10mg**，每日 1 次，4 周后根据需要加量，维持剂量每日 10 ~ 40mg。

20. 缬沙坦用于轻中度**原发性高血压**。

21. 厄贝沙坦口服初始剂量每次**150mg**，每日 1 次。

22. 单独使用氢氯噻嗪或厄贝沙坦 150mg 不能有效控制血压的患者，可用厄贝沙坦 – 氢氯噻嗪**150mg/12.5mg**，每日 1 次。

23. 奥美沙坦通常推荐起始剂量为**20mg**，每日 1 次。

24. **非二氢吡啶类钙通道阻滞剂（CCB）**对窦房结和房室结处的钙通道具有选择性，其扩张血管强度弱于二氢吡啶类 CCB，但是负性频率和负性传导、降低交感神经活性作用是二氢吡啶类 CCB 不具备的。

25. 非二氢吡啶类 CCB 代表药物为维拉帕米和**地尔硫䓬**，临床上用于心律失常、心绞痛、高血压的治疗。

26. 二氢吡啶类 CCB 主要作用于血管平滑肌上的**L型钙通道**，发挥舒张血管和降压作用。

27. 第一代 CCB 多为短效，生物利用度低，药物血浆浓度波动大，用药后快速导致血管扩张和交感神经系统激活，易引起**反射性心动过速**、心悸和头痛（如硝苯地平片）。

28. 第二代 CCB 通过改革为缓释或**控释剂型**而使药代动力学特性有了明显改善。

29. 第三代 CCB 均具有起效平缓、**作用平稳**、持续时间久、抗高血压谷峰比值高的特点，因此患者血压波动小。

30. 二氢吡啶类 CCB 常见不良反应包括反射性交感神经激活导致**心跳加快**、面部潮红、脚踝部水肿、牙龈增生等。

31. 二氢吡啶类 CCB 没有绝对禁忌证，但心动过速与**心力衰竭**患者应慎用。

32. 硝苯地平口服用量：片剂、胶囊剂、胶丸初始剂量每次**10mg**，每日 3 次；维持剂量每次 10 ~ 20mg，每日 3 次。

33. 非洛地平口服用量：治疗心绞痛建议以每次

5mg，每日 1 次作为开始治疗剂量，常用维持剂量为每次 5 或 10mg，每日 1 次。

34. 非洛地平缓释片含有乳糖，有以下罕见遗传疾病的患者应禁忌使用：半乳糖不耐受症、**乳糖酶缺乏症**、葡萄糖－半乳糖吸收不良。

35. 氨氯地平与其他抗高血压药合用时，口服用量：每次**2.5mg**，每日 1 次。

36. **心脏**为 β 受体阻断剂的主要作用部位。

37. β 受体阻断剂对正常人血压影响不明显，而对高血压患者具有**降压**作用。

38. 非选择性 β 受体阻断剂阻断支气管平滑肌的 β_2 受体，引起支气管平滑肌收缩，这一作用对正常人作用弱，对**支气管哮喘**者作用强。

39. 非选择性 β 受体阻断剂影响**脂肪代谢**，增加冠状动脉粥样硬化性心脏病危险，β_1 受体阻断剂对血脂作用较弱。

40. β_1 受体激动后增加心率和**心肌收缩力**。

41. β_2 受体激动后支气管扩张，**血管扩张**，内脏平滑肌松弛，肝糖原分解，肌肉震颤。

42. β_3 受体激动后**脂肪**分解。

43. β 受体阻断剂主要适用于**中青年患者**，而在老年患者中其临床疗效劣于其他类别降压药物，因此无合并症的老年高血压患者一般不首选 β 受体阻断剂。

44. 不宜首选 β 受体阻断剂的高血压人群还包括**糖脂代谢异常者**。

45. 高血压治疗中不建议大剂量 β 受体阻断剂与**大剂量利尿剂**联合，无合并症的高血压患者不推荐 β 受体阻断剂与 ACEI 或 ARB 联合。

46. β 受体阻断剂联合 ACEI 或 ARB 适用于**高血压合并冠心病**或心力衰竭患者。

47. 国内外冠心病指南均指出 β 受体阻断剂是治疗冠心病的推荐药物，尤其对于**合并心绞痛**、心肌梗死的患者。

48. β 受体阻断剂长期应用者突然停药可发生反跳现象，即原有的症状加重或出现新的表现，较常见的有血压反跳性升高，伴头痛、焦虑等，称之为**撤药综合征**。

49. 普萘洛尔用于高血压，口服用量：初始剂量每次**10mg**，每日 3~4 次，可单独使用或与利尿剂合用。

50. 普萘洛尔与**利血平**合用，可导致体位性低血压、心动过缓、头晕、晕厥。

51. 普萘洛尔与肾上腺素、苯福林或**拟交感胺类**合用可引起显著高血压、心率过慢，也可出现房室传导阻滞。

52. 普萘洛尔严重的不良反应为雷诺征样四肢冰冷、**腹泻**、倦怠、眼口或皮肤干燥、恶心、指（趾）麻木、异常疲乏等。

53. 美托洛尔用于高血压，口服用量：普通制剂每次**100～200mg**，每日2次；缓释制剂每次47.5～95mg，每日1次；控释制剂每日100mg，早晨顿服或遵医嘱。

54. **比索洛尔**用于高血压、冠心病、前期收缩、快速性室上性心动过速、中至重度慢性稳定性心力衰竭。

55. 使用比索洛尔可能掩盖**甲状腺毒症**的症状。

56. 卡维地洛用于高血压，口服用量：推荐起始剂量每次**6.25mg**，每日2次，如果可耐受，以服药后1小时的立位收缩压作为指导，维持该剂量7～14日，然后根据谷浓度时的血压，在需要的情况下增至每次12.5mg，每日2次。

57. 利血平肌内注射：高血压危象时首次**0.5～1mg**，以后按需要每4～6小时肌内注射0.4～0.6mg。

58. 甲基多巴用药后产生耐药性、水肿、体重增加的患者可联合应用**利尿剂**。

59. 甲基多巴若与**噻嗪类利尿剂**合用时，初始剂量每日0.5g，维持剂量每日0.5～2g，分2～4次服用，最大剂量每日小于3g。

60. 硝普钠用于**高血压急症**（高血压危象、高血压脑病、恶性高血压、嗜铬细胞瘤手术前后阵发性高血压、外科麻醉期间进行控制性降压）、急性心力衰竭、急性肺水肿。

第三节　调节血脂药

必背采分点

1. <u>他汀类</u>是现有调脂药中降低 LDL 作用最强的一类药。

2. 内酯环型他汀有洛伐他汀和辛伐他汀，属于**脂溶性他汀**，口服吸收率较低；须在肝脏中水解成开环羟基酸型方有药理活性。

3. 与脂溶性他汀相比，<u>水溶性他汀</u>不易透过细胞膜的脂质层，但可以通过肝细胞表面的输送载体选择性进入肝细胞。

4. 水溶性他汀能够选择性抑制<u>肝脏胆固醇合成</u>，而对肾上腺、性腺、心脏、大脑等部位的胆固醇合成影响极低。

5. 利福平作为 CYP2C9 的诱导剂可以减少氟伐他汀的生物利用度<u>50%</u>；而普伐他汀和瑞舒伐他汀不受 CYP3A4 的代谢影响。

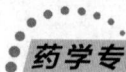

6. 他汀类药物与烟酸（＞1g/d）、**吉非贝齐**或贝特类合用，可使横纹肌溶解和急性肾衰竭的发生率增加。

7. 除 CYP 酶系统之外，**P-糖蛋白**也是影响他汀类药物代谢和生物利用度的重要因素。

8. 所有他汀类药都产生**肝毒性**，其发生率约 1%，且呈剂量依赖性。

9. 他汀类药物的主要代谢场所是肝脏，其肝脏损害主要导致谷丙转氨酶（ALT）和**谷草转氨酶（AST）**升高，ALT 或 AST 超过正常值 3 倍的发生率为 0.5%～2.0%。

10. 各种他汀类药物都可能引起肌肉无力、肌肉疼痛、肌酸激酶（CK）值升高或**横纹肌溶解**等肌病。

11. 阿托伐他汀口服：成人初始剂量为每次**10mg**，每日 1 次。

12. 对于纯合子家族性高胆固醇血症患者，阿托伐他汀剂量是每日**10～80mg**，阿托伐他汀钙应作为其他降脂治疗措施（如 LDL 血浆透析法）的辅助治疗。

13. 当他汀类药物与环孢素、**贝丁酯类**、大环内酯类抗生素、唑类抗真菌药和烟酸合用时，肌病发生的危险性增加，在极罕见的情况下可导致横纹肌溶解症，伴有肌球蛋白尿而后继发肾功能不全。

14. 瑞舒伐他汀用于**高脂血症**和高胆固醇血症（原发性高胆固醇血症、纯合子家族性高胆固醇血症和高三酰甘油血症)。

15. 瑞舒伐他汀口服:初始治疗时应从**10mg** 开始,需要时增至 20 ~ 40mg,不宜开始时直接用 40mg。

16. 辛伐他汀用于高脂血症、冠心病和**脑卒中**的防治。

17. 辛伐他汀用于高胆固醇血症,口服用量:初始剂量每次**10 ~ 20mg**,晚间顿服。

18. 普罗布考用于治疗**高胆固醇血症**。

19. 普罗布考能加强**香豆素类药物**的抗凝血作用。

20. 普罗布考严重的不良反应为心电图 Q - T 间期延长、**室性心动过速**、血小板减少等。

21. **依折麦布**用于原发性高胆固醇血症、纯合子家族性高胆固醇血症、纯合子谷甾醇血症。

22. 依折麦布不能与**葡萄柚汁**合用,以免因血药浓度升高而发生不良反应。

23. 贝丁酸类药可增强**脂蛋白酶**的活性,加速脂蛋白的分解,同时也能减少肝脏中脂蛋白的合成。

24. 非诺贝特用于高胆固醇血症(Ⅱa 型)、内源性高三酰甘油血症、单纯型(Ⅳ)和**混合型(Ⅱb 和Ⅲ型)**高脂血症。

25. 阿昔莫司用于高三酰甘油血症(Ⅳ型高脂蛋白血症)、**高胆固醇血症(Ⅱa 型)**、高三酰甘油和高胆固醇血症（Ⅱb、Ⅲ及Ⅴ型）。

26. 阿昔莫司口服用量：每次**250mg**，每日 2 ~ 3 次，餐中或餐后服用，1 个疗程可长达 3 个月。

第四节　抗心绞痛药

必背采分点

1. 具有预防心肌梗死、改善预后作用的药物包括：①**抗血小板药**（阿司匹林、氯吡格雷、替格瑞洛）；②抗凝药；③他汀类药物；④ACEI 类或 ARB 类药物；⑤β 受体阻断剂。

2. 用于缓解心肌缺血和**减轻心绞痛**症状的药物有三类：①硝酸酯类；②β 受体阻断剂；③钙通道阻滞剂。

3. β 受体阻断剂兼具**改善缺血**、减轻症状与预防心肌梗死和改善预后两方面作用。

4. 硝酸酯类药物包括**硝酸甘油**、硝酸异山梨酯、单硝酸异山梨酯、戊四硝酸和亚硝酸脂类，后两者目前已少用。

5. 硝酸甘油是硝酸酯类的代表药，起效最快，**2 ~ 3 分钟**起效，5 分钟达最大效应。作用持续时间也最短，为 20 ~ 30 分钟，半衰期仅为数分钟。

6. 硝酸甘油**舌下含服**吸收迅速而完全，生物利用度可达80%，在肝脏被迅速代谢为两个几乎没有活性的中间产物，即1,2-二硝酸甘油和1,3-二硝酸甘油，经肾脏排出，血液透析清除率低。

7. 5-单硝酸异山梨酯有片剂和缓释剂型，在胃肠道吸收完全，无肝脏**首关效应**，生物利用度近100%。

8. 5-单硝酸异山梨酯由于本身具有药理活性，可于**30~60分钟**起效，作用持续3~6小时；缓释片于60~90分钟起效，作用持续约12小时，血浆半衰期为4~5小时。

9. 5-单硝酸异山梨酯在肝脏经脱硝基代谢为无活性产物，主要经**肾脏**排出。

10. **硝酸酯类药物**具有起效快、疗效确切、经济和方便等优点，是缓解心绞痛的常用药物，适用于各类心绞痛的治疗。

11. 硝酸酯类药物与其他血管扩张药或降压药联合应用，可使直立性降压作用**增强**。

12. 硝酸酯类药物与**三环类抗抑郁药**同时使用，可加剧抗抑郁药的低血压和抗胆碱效应。

13. 硝酸酯类药物不良反应为偶见**口唇轻度局部烧灼感**或加重胃食管反流病。

14. 硝酸酯类药不合理使用可致**耐药性**的发生，任何剂型连续使用 24 小时都有可能发生。

15. 硝酸甘油用于防治心绞痛、充血性心力衰竭和**心肌梗死**，以及外科手术所诱导的低血压和控制高血压。

16. 硝酸甘油口腔给药：片剂舌下含服，每次 0.25 ~ 0.5mg，每 5 分钟可重复 1 片，如 15 分钟内总量达**3 片**后疼痛持续存在，应立即就医。

17. **硝酸异山梨酯**用于冠心病的长期治疗，心绞痛的预防，心肌梗死后持续心绞痛，与洋地黄、利尿剂联合用于慢性心力衰竭，肺动脉高压。

18. 硝酸异山梨酯静脉注射或滴注初始剂量可从**1 ~ 2mg/h** 开始，根据个体需要进行调整，最大剂量不超过 8 ~ 10mg/h。

19. **单硝酸异山梨酯**用于冠心病的长期治疗，心绞痛的预防，心肌梗死后持续心绞痛的治疗，与洋地黄、利尿剂联合治疗慢性心功能衰竭。

20. 单硝酸异山梨酯缓释片剂、缓释胶囊剂，晨服，初始剂量每次**50mg 或 60mg**，每日 1 次，需个体化给药。

第五节 抗心力衰竭药

必背采分点

1. 利尿剂能够充分控制心力衰竭患者的**液体潴留**。

2. **血管紧张素转化酶抑制剂（ACEI）**能显著降低心力衰竭患者死亡率。

3. 血管紧张素 Ⅱ 受体阻断剂（ARB）作用机制与 ACEI 相近，目前主要用于因**严重咳嗽**而不能耐受 ACEI 的患者。

4. 所有慢性收缩性心力衰竭、心功能 Ⅰ ~ Ⅲ级的患者都必须使用**β受体阻断剂**。

5. 醛固酮受体阻断剂螺内酯可阻断肾素 – 血管紧张素 – 醛固酮系统的通路，对**重度心力衰竭**有利。

6. 血管紧张素受体脑啡肽酶抑制剂（ARNI）代表药物为**沙库巴曲缬沙坦**。

7. 钠 – 葡萄糖协同转运蛋白 2（SGLT2）抑制剂**达格列净**可显著降低心力衰竭患者的心力衰竭恶化风险、心血管死亡风险、全因死亡风险，无论是否合并糖尿病。

8. **地高辛**可减轻症状和改善心功能。

9. 强心苷类代表药物有**去乙酰毛花苷**、地高辛、毛花苷丙、洋地黄毒苷和毒毛花苷 K。目前临床主要应用前两种药物。

10. 地高辛是一种**中效**强心苷。

11. 口服地高辛的起效时间为**1～2 小时**，血浆浓度达峰时间为 2～3 小时，消除半衰期为 36 小时，生物利用度约为 80%，主要以原型药物从尿液中排出，肾衰竭者其半衰期可以延长 3 倍。

12. 洋地黄毒苷起效时间为 1～4 小时，达峰时间为 8～14 小时，半衰期为 7 日以上。本品主要经**肝脏**代谢，受肾功能影响小，可用于肾功能不全患者。

13. 毛花苷丙（西地兰 C）是一种**速效强心苷**，起效时间为 5～30 分钟，作用较洋地黄毒苷、地高辛快，但比毒毛花苷 K 稍慢。

14. 去乙酰毛花苷（西地兰 D）为毛花苷丙经弱碱水解去甲酰化的产物，在体内失去葡萄糖基和乙酸转化为**地高辛**。

15. 去乙酰毛花苷（西地兰 D）注射后**10～30** 分钟即可起效，血浆达峰时间为 1～3 小时，作用维持时间为 2～3 小时，为速效强心苷。

16. 目前使用的强心苷类中，常用注射液是**毛花苷丙**，能轻度增加心脏急性心力衰竭者心排血量和降低左心室充盈压。

17. 地高辛与**胺碘酮**合用，血清地高辛浓度增加 70% ~100%。

18. 地高辛是**P - 糖蛋白（P - gp）**的底物，P - gp 作为地高辛的转运蛋白，将地高辛转运到细胞外；地高 辛的肾脏排泄也是由该蛋白介导。

19. **普罗帕酮**可减少地高辛的肾脏及肾脏外的清除 率，导致血清地高辛浓度增加 30% ~40%。因此，合用 时地高辛需减量。

20. **螺内酯**与地高辛合用可使后者的血浆药物浓度 增加 25% 以上。

21. 洋地黄同时静脉应用硫酸镁可发生心脏传导阻 滞，尤其是同时静脉注射**钙盐**时。

22. **环孢素**可使地高辛的血浆浓度增加而致中毒。

23. 中毒剂量的地高辛可以影响**心肌收缩**，加重心 力衰竭。

24. 洋地黄静脉快速给药时可使**血压一过性升高**。

25. 强心苷中毒症状主要表现为胃肠道反应、中枢 神经系统反应和**心脏毒性**三个方面。

26. 恶心、呕吐或腹泻是强心苷中毒最常见的早期 症状；视物模糊或"色视"（如黄视症、绿视症）等中 枢神经系统反应是强心苷中毒的指征；各类**心律失常**是最严重的中毒反应。

27. 各种心律失常都有发生的可能，但提示洋地黄中毒特异性较高的是**非阵发性结性心动过速**、阵发性房性心动过速伴传导阻滞、双向性室性心动过速。

28. 血清地高辛的浓度为**0.5 ~ 1.0μg/mL** 是相对安全的。

29. 急性心肌梗死后患者，特别是有**进行性心肌缺血**者，应慎用或不用地高辛。

30. 地高辛用于急慢性心力衰竭，心房颤动，心房扑动引起的快速心室率，**室上性心动过速**。

31. 地高辛口服用量：成人常用量，每次**0.125 ~ 0.5mg**，每日 1 次，7 日可达稳态血浆浓度，若快速负荷量，可每次 0.25mg，每隔 6 ~ 8 小时给予 1 次，总剂量每日 0.75 ~ 1.25mg。

32. 地高辛可透过胎盘屏障，妊娠后期母体用量可能增加，分娩后**6 周**须减量。

33. 地高辛具有局部刺激作用，避免**皮下给药**。

34. **米力农**用于对洋地黄、利尿剂、血管扩张剂治疗无效或欠佳的急慢性顽固性充血性心力衰竭。

35. 米力农静脉注射用量：负荷量 25 ~ 75μg/kg，5 ~ 10 分钟缓慢静脉注射，以后 0.25 ~ 1.0μg/（kg·min）速度维持。最大剂量**1.13mg/（kg·d）**。

36. 米力农仅限于**短期**使用，长期使用可增加死亡率。

37. 米力农合用强利尿剂时，可使左室充盈压过度下降，且易引起**水、电解质失衡**。

38. **伊伐布雷定**适用于窦性心律且心率≥75次/分、伴有心脏收缩功能障碍的 NYHA Ⅱ～Ⅳ级慢性心力衰竭患者，以及标准治疗包括 β 受体阻断剂联合用药，或者用于禁忌或不能耐受 β 受体阻断剂治疗时。

39. 伊伐布雷定与西柚汁同服会导致伊伐布雷定的暴露量增加**2 倍**。因此，应该避免西柚汁的摄入。

40. 伊伐布雷定严重的不良反应为心房颤动、**传导阻滞**。

41. 伊伐布雷定禁止与具有降低心率作用的**钙拮抗剂**，例如维拉帕米或者地尔硫草联合使用。

42. 沙库巴曲缬沙坦用于**射血分数降低**的慢性心力衰竭（NYHA Ⅱ－Ⅳ级，LVEF≤40%）成人患者，降低心血管死亡和心力衰竭住院的风险。

43. 沙库巴曲缬沙坦推荐起始剂量为每次**100mg**，每日 2 次。

44. 血钾水平**>5.4mmol/L** 的患者不可给予沙库巴曲缬沙坦治疗。

45. 对于 100mmHg≤收缩压（SBP）至 110mmHg 的

患者，应考虑沙库巴曲缬沙坦起始剂量为每次**50mg**，每日2次。

46. 沙库巴曲缬沙坦常见不良反应为低血压、**高钾血症**、咳嗽、头晕。

历年考题

【A型题】强心苷类药物地高辛安全、有效的血药浓度是(　　)

A. 1 ~ 5μg/mL　　　　B. 5 ~ 10μg/mL

C. 5 ~ 20μg/mL　　　D. 0. 5 ~ 1. 0μg/mL

E. 20 ~ 40μg/mL

【考点提示】D。强心苷类代表药物有去乙酰毛花苷、地高辛、毛花苷丙、洋地黄毒苷和毒毛花苷K。血清地高辛的浓度为0. 5 ~ 1. 0μg/mL是相对安全的。

第六章 血液系统疾病用药

第一节 抗血栓药

必背采分点

1. 双香豆素口服吸收**慢**，吸收不规则、不完全，并受食物影响。主要在肝内缓慢代谢，其代谢物经肾排泄。

2. **醋硝香豆素**口服吸收迅速而完全，是双香豆素类抗凝效力最强的，起效较双香豆素快，但药效维持时间较短，半衰期为 8~11 小时。它的还原型代谢产物也有抗凝作用，抗凝作用可持续 2~4 日。

3. 华法林是**消旋体**，由 S-华法林和 R-华法林组成，前者的抗凝作用约是后者的 5 倍，两者主要代谢酶也不同，S-华法林主要经 CYP2C9 代谢，R-华法林经 CYP1A2 和 CPY3A4 代谢。

4. 食物中维生素 K 缺乏或应用广谱抗生素抑制肠

道细菌，都能使维生素 K 摄入不足，相应会增强**维生素K 拮抗剂（VKA）** 的药效。

5. 巴比妥类、苯妥英钠能诱导**肝药酶**，口服避孕药因可增加血液凝集性，可能削弱 VKA 的作用。

6. **出血**是 VKA 最常见的不良反应，临床表现多样，从皮下瘀斑、牙龈出血，到可能危及生命的消化道和颅内出血。

7. 华法林几乎完全通过**肝脏**代谢清除，代谢产物具有微弱的抗凝作用。

8. 华法林钠口服生物利用度 **＞90%**，在 3～9 小时达血浆峰浓度。

9. 华法林使用前，应拟定治疗所需的国际标准化比值（INR）目标范围：人造心脏瓣膜患者预防血栓栓塞并发症的目标范围是**2.5～3.5**，其他适应证的目标范围是 2.0～3.0。

10. 正常体重者及自然 INR 低于 1.2 的患者，在前 3 日内，每日给予**10mg** 华法林钠。

11. 若在器官形成期（妊娠 6～12 周）服用华法林钠可引致**胚胎病变**（鼻发育不全及点状软骨发育异常），甚至可能会引致中枢神经系统发育异常，妊娠期禁用华法林钠。

12. 华法林钠合用抗癫痫或**抗肺结核药**可能诱导肝

药酶，加快华法林肝代谢。抑制肝药酶的药物，如乙胺碘呋酮或甲硝唑可减慢华法林代谢。

13. 红霉素及某些头孢类抗生素可降低维生素 K 依赖凝血因子的合成，**会增加**华法林钠作用。

14. 采用华法林钠治疗需短期缓解痛楚时，推荐药物为对乙酰氨基酚或**阿片类**。

15. 肝素也称**普通肝素**，平均大小约为 45 个糖单位，对应的平均分子量约为 15000D（3000~30000D）。

16. **低分子肝素**是普通肝素经酶或化学解聚得到的衍生物的统称。

17. 肝素通过增强**抗凝血酶Ⅲ（AT－Ⅲ）**的活性发挥抗凝作用。

18. AT－Ⅲ是血液中的**天然抗凝成分**和多种凝血因子立体嵌合后失活后者，被失活的凝血因子包括凝血酶（即因子Ⅱa）和其他凝血因子（Ⅸa、Ⅹa、Ⅺa、Ⅻa 和纤溶酶）。

19. 静脉给药时，肝素即刻起效；**皮下给药**时，血浆药物浓度在 2~4 小时达到峰值，但个体差异显著。

20. 低分子肝素皮下给药后，血浆浓度在**3~5 小时**达到峰值，血浆药物半衰期比肝素长。

21. 与普通肝素相比，低分子肝素给药相对容易且不会通过胎盘，因此其为**妊娠期**首选的抗凝药。

22. 普通肝素潜在并发症风险高，包括血小板减少症（HIT）、皮肤反应及长期用药导致的**骨质疏松**。

23. 在预防术后，特别是骨科术后预防深静脉血栓时，抗凝治疗须持续到患者可活动为止，一般需**5~7日**或更长。

24. 肝素和低分子肝素合用影响凝血和血小板功能的药物，如香豆素类抗凝药、阿司匹林和其他口服抗凝药，可增加**出血**危险。

25. **鱼精蛋白**能部分中和低分子肝素，但解救低分子肝素的效果不如解救普通肝素过量有效。

26. 肝素不良反应偶见**轻度血小板减少症**，也可能发生严重的肝素诱导性血小板减少。

27. 长时间（数月）使用肝素者可能产生**骨质疏松**，尤其是在易患人群。

28. 肝素成人深部皮下注射用量：首次**5000~10000U**，以后每 8 小时 8000~10000U 或每 12 小时 15000~20000U；每 24 小时总量 30000~40000U。

29. 肝素过量可致**自发性出血**倾向，可用 1% 的硫酸鱼精蛋白溶液缓慢滴注中和肝素作用。每 1mg 鱼精蛋白可中和 100U 的肝素。

30. 达肝素钠适应证：①**治疗急性深静脉血栓**。②预防急性肾功能衰竭或慢性肾功能不全者进行血液透析和血液过滤期间体外循环系统中的凝血。③治疗不稳定型冠状动脉疾病，如不稳定型心绞痛和非 Q 波心肌梗死。④预防与手术有关的血栓形成。

31. 在预防和治疗中，那屈肝素应通过**皮下注射给药**；在血液透析中，通过血管内注射给药；不能用于肌内注射。

32. 那屈肝素钙十分常见不良反应：注射部位的**小血肿**，以及不同部位的出血，尤其是那些还合并其他危险因素的患者。

33. 依诺肝素钠对于 ST 段抬高型急性心肌梗死，初始的治疗为**静脉注射**，随后改为皮下注射。

34. 根据作用靶点，直接口服抗凝药（DOACs）分为直接凝血酶抑制剂和**直接因子Xa抑制剂**。

35. **达比加群**目前是直接凝血酶抑制剂中唯一可口服的，水蛭素、重组水蛭素和比伐卢定也属于直接凝血酶抑制剂，但需注射给药。

36. 达比加群酯口服后被迅速吸收，在血浆和**肝脏**经由酯酶水解为达比加群。

37. 在凝血级联反应中，凝血酶（因子Ⅱa）使纤维蛋白原转化为纤维蛋白，抑制凝血酶可预防**血栓**形成。

38. 达比加群是竞争性、**可逆性**、直接凝血酶抑制剂，还可抑制游离凝血酶、已与纤维蛋白结合的凝血酶和凝血酶诱导的血小板聚集。

39. 利伐沙班和**阿哌沙班**目前还没有解救药。

40. 达比加群主要以原型药经**尿液**清除。

41. 达比加群酯口服用量：成人推荐日剂量为**300mg**，即每日 2 次，每次 150mg，餐时或餐后服用均可，服用时勿打开胶囊，整粒吞服。

42. 服用达比加群酯期间，避免合用任何其他**抗凝药**。

43. 由于利伐沙班的血浆蛋白结合率较高，因此**利伐沙班**不易被透析清除。

44. 血栓素 A_2（TXA_2）抑制剂，代表药物**阿司匹林**。

45. 二磷酸腺苷（ADP）P2Y12 受体阻断剂，细分为噻吩并吡啶类（噻氯匹定、氯吡格雷）和**非噻吩并吡啶类（替格瑞洛）**。

46. 血小板糖蛋白（GP）Ⅱb/Ⅲa 受体阻断剂，代表药物**替罗非班**、依替巴肽。

47. 阿司匹林是**环氧化酶抑制剂**，通过与 COX－1 活性部位的羟基发生不可逆的乙酰化，导致 COX－1 失活，继而阻断了花生四烯酸转化为 TXA_2 的途径，从而抑制了 TXA_2 途径的血小板聚集。

48. 人类血小板 ADP 受体有三种：P2Y1、P2Y12 和 P2X1，其中 P2Y12 是 ADP 诱导血小板聚集反应中最重要的受体，目前的 ADP 受体阻断剂主要是针对**P2Y12**。

49. GPⅡb/Ⅲa 拮抗剂通过与**GPⅡb/Ⅲa 受体**结合，抑制血小板聚集，是目前最强的抗血小板药物。

50. 目前阿司匹林使用剂量有小剂量（每日 50 ~ 100mg）和**大剂量（每日 300 ~ 500mg）**两种，小剂量阿司匹林对前列环素（PGI_2）合成抑制作用很小，而 TXA_2 合成能有效得到抑制，大剂量阿司匹林对两者的合成具有很强的抑制作用。

51. 临床上阿司匹林小剂量连日服用，一般用于冠心病的一、二级预防，而大剂量往往用于**急性冠状动脉综合征**和经皮冠状动脉介入支架植入术前的单次顿服。

52. 氯吡格雷是**前药**，口服后吸收迅速，至少 50% 药物被吸收。

53. 阿司匹林口服吸收迅速，并迅速降解为主要代谢产物**水杨酸**，（非肠溶型）阿司匹林和水杨酸血药浓度的达峰时间分别为 10 ~ 20 分钟和 0.3 ~ 2 小时。

54. 0.3g 和 0.5g 等较大剂量的阿司匹林作为**解热镇痛药**使用，用于退热，也用于缓解轻至中度疼痛，如头痛、牙痛、神经痛、肌肉痛、痛经及关节痛等。

55. ≤100mg 剂量的阿司匹林作为**抗血小板药**使用。

56. 阿司匹林口服用量：≥16 岁青少年及成人每次服用**0.5g**，若持续发热或疼痛，可间隔 4～6 小时重复用药一次，24 小时总量不超过 2g。

57. 阿司匹林用于降低急性心肌梗死疑似患者的发病风险，建议首次剂量**300mg**，嚼碎后服用以快速吸收。

58. 分娩前短期服用高剂量阿司匹林可导致胎儿**颅内出血**，尤其是早产儿。

59. 0.5g 规格阿司匹林较常见的不良反应有恶心、呕吐、上腹部不适或**疼痛**等胃肠道反应。

60. 水杨酸和**甲氨蝶呤**与血浆蛋白竞争结合，减少甲氨蝶呤的肾清除，因此阿司匹林可增加甲氨蝶呤的血液毒性，甲氨蝶呤每周剂量 ≥15mg 时避免使用阿司匹林。

61. 阿司匹林合用**布洛芬**会干扰阿司匹林对血小板的不可逆抑制作用，会影响阿司匹林的心血管保护作用。

62. 氯吡格雷常见不良反应有**出血**（血肿、鼻出血、胃肠出血、瘀伤、注射部位出血）、腹泻、腹部疼痛、消化不良。

63. 阿替普酶适应证：①**急性心肌梗死**。②血流不稳定的急性大面积肺栓塞。③急性缺血性脑卒中。

64. 阿替普酶用于急性缺血性脑卒中，推荐剂量为

0.9mg/kg（最大剂量为90mg），总剂量的 10% 先从静脉推入，剩余剂量在随后 60 分钟持续静脉滴注。

65. 急性缺血性脑卒中的阿替普酶治疗应在症状发作后的**3 小时内**开始。

66. 阿替普酶常见不良反应有恶心、呕吐、心脏停搏、**心源性休克**和再梗死等。

历年考题

【A 型题】1. 属于二磷酸腺苷 P2Y12 受体阻断剂的是（　　）

　　A. 阿司匹林　　　　　B. 氯吡格雷

　　C. 替罗非班　　　　　D. 奥扎格雷

　　E. 前列环素

【考点提示】B。二磷酸腺苷（ADP）P2Y12 受体阻断剂，细分为噻吩并吡啶类（噻氯匹定、氯吡格雷）和非噻吩并吡啶类（替格瑞洛）。

【A 型题】2. 属于血小板糖蛋白（GP）Ⅱb/Ⅲa 受体阻断剂的是（　　）

　　A. 阿司匹林　　　　　B. 氯吡格雷

　　C. 替罗非班　　　　　D. 奥扎格雷

　　E. 前列环素

【考点提示】C。血小板糖蛋白（GP）Ⅱb/Ⅲa 受体阻断剂，代表药物替罗非班、依替巴肽。

第二节 抗出血药

必背采分点

1. 维生素 K 类药物包括维生素 K_1、维生素 K_4、甲萘氢醌、亚硫酸氢钠甲萘醌，其中维生素 K_4 和**甲萘氢醌**只有口服剂型。

2. 人凝血酶原复合物是从健康人血浆中分离纯化的多种凝血因子，主要包括人凝血因子Ⅸ、人凝血因子Ⅱ、人凝血因子Ⅶ和**人凝血因子X**。

3. 氨基己酸和氨甲环酸的化学结构与**赖氨酸**相似，能竞争性抑制纤溶酶原与纤维蛋白之间的吸附，保护纤维蛋白不被降解。

4. **血小板生成素（TPO）**是刺激巨核细胞生长及分化的内源性细胞因子，对巨核细胞生成的各阶段均有刺激作用，包括前体细胞的增殖和多倍体巨核细胞的发育及成熟，从而升高血小板数目。

5. 成人最常见的**维生素 K 缺乏性出血**多发生于摄入含维生素 K 低的膳食并长期使用抗生素的患者。

6. 维生素 K_1 用于维生素 K 缺乏引起的**出血**，如梗阻性黄疸、胆瘘、慢性腹泻等所致出血，香豆素类、水杨酸钠等所致的低凝血酶原血症、新生儿出血及长期应用广谱抗生素所致的体内维生素 K 缺乏。

7. 维生素 K_1 注射：低凝血酶原血症，肌内或深部皮下注射，每次 **10mg**，每日 1～2 次，24 小时内总量不超过 40mg。

8. 维生素 K_1 注射液可能引起严重药品不良反应，如 **过敏性休克**，甚至死亡。

9. 新生儿用维生素 K_1 后可能出现高胆红素血症、**黄疸** 和溶血性贫血。

10. 人凝血因子Ⅷ对缺乏人凝血因子Ⅷ所致的凝血功能障碍具有纠正作用，主要用于防治 **甲型血友病** 和获得性凝血因子Ⅷ缺乏而致的出血症状及这类患者的手术出血治疗。

11. **重组人凝血因子Ⅷ** 适用于 **甲型血友病**（先天性凝血因子Ⅷ缺乏）患者出血的治疗和预防。

12. 对于严重甲型血友病患者出血的长期预防，常规剂量为 **20～40IU/kg**，给药间隔为 2～3 日。

13. **警惕重组人凝血因子Ⅷ有可能发生过敏/变态反应**，变态反应表现过敏性特征，如眩晕、**感觉异常**、皮疹、皮肤潮红、面部肿胀、荨麻疹和瘙痒。

14. **重组人凝血因子Ⅸ** 适应证：①控制和预防成人

及儿童**乙型血友病**（先天性凝血因子Ⅸ缺乏症或 Christmas 病）患者出血。②成人及儿童乙型血友患者的围手术期处理。

15. 重组人凝血因子Ⅸ常见不良反应是**全身性超敏反应**，包括支气管痉挛性反应，和/或低血压、过敏反应及需要使用因子Ⅸ替代治疗以外方法进行治疗的高滴度抑制物形成。

16. 蛇毒血凝酶可用于需减少流血或**止血**的各种医疗情况，如外科、内科、妇产科、眼科、耳鼻喉科、口腔科等临床科室的出血及出血性疾病。

17. 蛇毒血凝酶用于一般出血，用量为：成人**1～2U（KU）**；儿童0.3～0.5U。

18. 血中缺乏血小板或某些凝血因子（如凝血酶原）时，蛇毒血凝酶没有**代偿作用**，宜在补充血小板、缺乏的凝血因子或输注新鲜血液的基础上应用蛇毒血凝酶。

19. 氨基己酸口服吸收迅速而完全，2小时内可达血药峰浓度，生物利用度为**80%**。

20. 氨基己酸用于预防及治疗**血纤维蛋白溶解亢进**引起的各种出血。

21. 因氨基己酸排泄快，需持续给药才能维持有效浓度，故一般皆用**静脉滴注法**。

22. 氨基己酸常见的不良反应为恶心、呕吐和腹泻，当每日剂量超过**16g** 时，尤易发生。

23. 氨甲环酸口服后吸收**较慢**且不完全，吸收率为 30% ~50% ，$t_{1/2}$约为 2 小时，达峰值时间一般在 3 小时。

24. 氨甲环酸在**乳汁**中分泌，其量约为母体血药浓度的 1% 。

25. 氨甲环酸静脉注射或滴注用量：每次**0.25 ~ 0.5g**，每日 0.75 ~2.0g。

26. 重组人血小板生成素仅用于**血小板减少**及临床状态具有增加出血风险的患者，不应用于试图使血小板计数升至正常数值的情况。

27. 艾曲泊帕乙醇胺适用于既往对糖皮质激素、免疫球蛋白等治疗反应不佳的成人（≥18 周岁），慢性免疫性（特发性）血小板减少症（ITP）患者，使血小板计数升高并减少或防止出血。

28. 艾曲泊帕乙醇胺口服用量：初始方案（成人）建议初始剂量为每次**25mg**，每日 1 次，肝功能不全患者应减量用药。

第三节　抗贫血药

必背采分点

1. 口服铁剂有无机铁和有机铁两类，**硫酸亚铁**是无机铁剂，有机铁剂包括右旋糖酐铁、葡萄糖酸亚铁、富马酸亚铁、蛋白琥珀酸铁和多糖铁复合物等。

2. （静脉）注射铁剂有蔗糖铁、**右旋糖酐铁**、山梨醇铁。

3. 口服铁剂常用**二价铁**（亚铁）盐，铁以亚铁离子形式在十二指肠及空肠近端被吸收，以三价铁的形式起作用。

4. 叶酸对生物体的作用主要表现为参与遗传物质和蛋白质的代谢；影响动物繁殖性能；影响动物胰腺的分泌，促进动物的生长；**提高机体免疫力**。

5. 巨幼细胞贫血是由于缺乏**叶酸**或维生素 B_{12} 引起的脱氧核糖核酸合成障碍而导致的一种贫血。

6. 维生素 B_{12} 又称为**钴胺素**，在体内转化为甲基钴胺和辅酶 B_{12} 后才具有活性。

7. 口服铁剂胃肠道吸收有**自限现象**，即铁的吸收与体内储存量有关，正常人的吸收率为 10%，贫血者为 30%。

8. 通常口服铁剂后**4～5日**，血液中网织红细胞数即可上升，7～12 日达峰。

9. 叶酸可用于各种原因引起的叶酸缺乏及由叶酸缺乏所致的**巨幼细胞贫血**；小剂量用于妊娠期妇女预防胎儿神经管畸形。

10. 重组人促红素（CHO 细胞）皮下注射给药吸收缓慢，2 小时后可见血清红细胞生成素浓度升高，血药浓度达峰值时间为 18 小时，骨髓为特异性摄取器官，药物主要为肝脏和**肾脏**摄取。

11. 酸性条件可以促进铁剂的吸收，因此铁剂可以和富含维生素 C 物质及果汁一起服用，而**抗酸药**不能与铁剂同时服用。

12. 服用铁剂时，还应避免与牛奶、茶、咖啡同用，特别是**茶叶**，因茶叶中的鞣酸与铁结合成不易吸收的物质，而牛奶含磷高，会与铁竞争，影响铁剂的吸收。

13. 口服铁剂常有**胃肠道反应**，如胃肠不适、腹痛、腹泻或便秘等副作用，饭前空腹服用有利于铁的吸收，但服用时间还需根据个体反应而定，若空腹不能耐受，可改为饭后服用，并将每日用量分 3 次服用。

14. 硫酸亚铁用于各种原因（如慢性失血、营养不良、妊娠、儿童发育期等）引起的**缺铁性贫血**。

15. 硫酸亚铁口服用量：成人，预防每次 0.3g，每日 1 次；治疗每次**0.3g**，每日 3 次。

16. 肝肾功能严重不全，尤其是伴有未经治疗的尿路感染者禁用**硫酸亚铁**。

17. 硫酸亚铁可减少肠蠕动，引起**便秘**，并排黑便。

18. **右旋糖酐铁注射液**用于不能口服铁剂或口服铁剂治疗不满意的缺铁患者。

19. 右旋糖酐铁溶液可肌内、静脉注射或**静脉滴注**。

20. 右旋糖酐铁溶液静脉滴注用量：100～200mg 右旋糖酐铁用**0.9% 氯化钠溶液**或 5% 葡萄糖溶液稀释至 100mL。

21. 右旋糖酐铁注射液急性过敏反应表现为**呼吸困难**、面部潮红、胸痛和低血压，发生率约为 0.7%，缓慢静脉注射可降低急性严重反应。

22. 叶酸用于预防胎儿先天性神经管畸形，口服用量：育龄妇女从计划妊娠起至妊娠后 3 个月末，每次**0.4mg**，每日 1 次。

23. 大剂量叶酸能拮抗**苯巴比妥**、苯妥英钠和扑米酮的抗癫痫作用，可使癫痫发作的临界值明显降低，并使敏感患者的发作次数增多。

24. 维生素 B_{12} 用于因内因子缺乏所致的巨幼细胞性贫血，也可用于亚急性联合变性神经系统病变，如**神经**

炎的辅助治疗。

25. 维生素 B_{12} 肌内注射用量：成人，每日**0.025 ~ 0.1mg** 或隔日 0.05 ~ 0.2mg。用于神经炎时，用量可酌增。

26. 重组人促红素（CHO 细胞）适应证：①**肾功能不全所致贫血**，包括透析及非透析患者。②外科围手术期的红细胞动员。

27. 重组人促红素（CHO 细胞）极少数患者用药后可能出现皮疹或**荨麻疹**等过敏反应，包括过敏性休克。

历年考题

【A 型题】患者，女，37 岁。患乳腺癌正在接受化疗，自述在爬楼梯时有呼吸急促和容易疲劳的情况。心电图检查正常，血红蛋白为81g/L（女性正常值：110 ~ 150g/L），宜选用的药物是（　　　）

　　A. 地高辛

　　B. 氨茶碱

　　C. 重组人促红素

　　D. 重组人粒细胞刺激因子

　　E. 重组人粒细胞巨噬细胞刺激因子

【考点提示】C. 本题考查重组人促红素的适应证。重组人促红素（CHO 细胞）可用于：①肾功能不全所

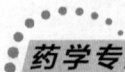

致贫血，包括透析及非透析患者；②外科围手术期的红细胞动员。

第四节　升白细胞药

必背采分点

1. 升白细胞药可分为集落刺激因子类（粒细胞集落刺激因子、粒细胞 – 巨噬细胞集落刺激因子）、蛋白同化激素和**一般升白药**，如肌苷、利可君、维生素 B_4、小檗胺、鲨肝醇、脱氧核苷酸钠等。

2. 蛋白同化激素俗称**合成类固醇**，是一类拟雄性激素的人工合成甾体激素，临床上应用的主要有甲睾酮、丙酸睾酮、十一酸睾酮、丙酸诺龙、司坦唑醇、群勃龙、脱氢异雄酮等。

3. 利可君可用于预防和治疗肿瘤放化疗引起的**白细胞减少症**。

4. 小檗胺是从小檗科植物中提取的双苄基异喹啉类生物碱，其作用广泛，具有**促进白细胞增生**、抗炎、降低血压、抗肿瘤、抗心肌缺氧缺血、抗心律失常等作用。

5. 单用维生素 B_4 治疗肿瘤放化疗引起的白细胞减

少症时**疗程较长**，临床上一般与其他升白药物联合应用。

6. 鲨肝醇有促进白细胞增生及抗放射线的作用，一般用于防治因放疗、化疗及**苯中毒**等引起的白细胞减少症。

7. 脱氧核苷酸钠用于急性、慢性肝炎，白细胞减少症，血小板减少症及**再生障碍性贫血**等的辅助治疗。

8. 重组人粒细胞巨噬细胞刺激因子皮下注射，在**3 ~ 4 小时**血浓度达到峰值。

9. 重组人粒细胞刺激因子用于促进骨髓移植后中性粒细胞计数增加：成人和儿童的推荐剂量为**$300\mu g/m^2$**，通常自骨髓移植后次日至第 5 日给予静脉滴注，每日 1 次。

10. 重组人粒细胞刺激因子主要的不良反应有**骨痛**（胸部、腰部、骨盆等）、发热、腰痛、肝功能异常。

11. 对**癌症化疗**引起的中性粒细胞减少症患者，在给予癌症化疗药物的前 24 小时内及给药后的 24 小时内应避免使用重组人粒细胞刺激因子。

12. 重组人粒细胞巨噬细胞刺激因子用于肿瘤放化疗后：放化疗停止 24 ~ 48 小时后方可使用，**皮下注射**，3 ~ 10μg/（kg·d），持续 5 ~ 7 日，根据白细胞回升速度和水平，确定维持量。

历年考题

【A 型题】对某些癌症患者，在抗癌药物治疗后，还需使用重组人粒细胞刺激因子，其目的是（　　）

    A. 预防过敏反应   B. 预防癌症复发

    C. 预防出血过多   D. 预防粒细胞缺乏

    E. 预防低氧血症

【考点提示】D。升白细胞药可分为集落刺激因子类（粒细胞集落刺激因子、粒细胞－巨噬细胞集落刺激因子）、蛋白同化激素和一般升白药，如肌苷、利可君、维生素 B_4、小檗胺、鲨肝醇、脱氧核苷酸钠等。

第七章 利尿药和泌尿系统疾病用药

第一节 利尿药

必背采分点

1. 利尿药常按利尿作用、部位分为 5 类，即**袢利尿药**（高效能利尿药）、噻嗪类与类噻嗪类利尿药（中效能利尿药）、留钾利尿药（低效能利尿药）、碳酸酐酶抑制药及渗透性利尿药（又称脱水药）。

2. 袢利尿药主要作用于肾小管髓袢升支粗段的髓质和**皮质**，抑制 Na^+ 和 Cl^- 的重吸收，是目前使用的最强的一类利尿药物。

3. 袢利尿药还可以影响其他离子的排泄，包括：①K^+ 的排泄增加；②Ca^{2+}、Mg^{2+} 的排泄增加。

4. 大剂量的**呋塞米**也可以抑制近曲小管的碳酸酐酶活性，使 HCO_3^- 排出增加。

5. 呋塞米、布美他尼和托拉塞米的结构中都含有**磺**

酰胺（脲）基团。

6. 祥利尿药主要用于治疗肺水肿和充血性心力衰竭引起的**外周性水肿**及治疗其他病因性水肿。

7. 祥利尿药可治疗**轻度**升高的血钾水平；或在重度升高经其他措施处理后使用，有助于增加 K^+ 从尿液的排出。

8. 祥利尿药与氨基糖苷类、卡（顺）铂、紫杉醇等合用，可加重**耳毒性**。

9. 祥利尿药与**强心苷类**合用，加大强心苷类诱发心律失常的风险。

10. 祥利尿药与两性霉素 B 合用，更容易发生**电解质紊乱**，增加肾毒性。

11. 耳毒性多发生于频繁、**快速静脉输注给药**；口服方式给药较少发生，用药应从小剂量开始。

12. 呋塞米口服：成人，用于水肿性疾病，起始 **$20 \sim 40mg$**，每日 1 次，必要时 $6 \sim 8$ 小时后追加 $20 \sim 40mg$，直至出现满意利尿效果。

13. 呋塞米可透过胎盘屏障，妊娠期妇女尤其是**妊娠初始 3 个月**应尽量避免应用。

14. 呋塞米不良反应常见口干、口渴、心律失常、肌肉酸痛、疲乏无力、恶心、呕吐等，主要与**电解质紊乱**有关。

15. 呋塞米注射液为加碱制成的**钠盐注射液**，碱性较高，故静脉注射时宜用氯化钠注射液稀释，而不宜用葡萄糖注射液稀释。

16. 呋塞米与**碳酸氢钠**合用，发生低氯性碱中毒机会增加。

17. 呋塞米与**美托拉宗**（利尿药）合用，可引起严重的电解质紊乱。

18. 托拉塞米用于充血性心力衰竭引起的水肿、**肝硬化腹水**、肾脏疾病所致水肿、原发性高血压。

19. 托拉塞米用于充血性心力衰竭，口服用量：初始剂量每次**10mg**，每日 1 次，根据病情需要可增至每次 20mg，每日 1 次。

20. 托拉塞米不良反应：罕见口干、肢体感觉异常、**视觉障碍**。

21. 托拉塞米必须**缓慢静脉注射**，不应与其他药物混合后静脉注射，但可根据需要用 0.9% 氯化钠注射液或 5% 葡萄糖注射液稀释。

22. 托拉塞米与血管紧张素转换酶抑制药（ACEIs）合用时可引起**直立性低血压**。

23. 布美他尼用于水肿性疾病，口服用量：成人初始剂量每次**0.5 ~ 2mg**，每日 1 次，必要时每隔 4 ~ 5 小时重复，最大剂量每日 10 ~ 20mg。

24. 布美他尼不良反应常见引起**低盐综合征**、脱水、直立性低血压、皮肤反应。

25. 布美他尼注射液不宜加入**酸性溶液**中静脉滴注，以免引起沉淀。

26. **氢氯噻嗪**是临床最常使用的利尿药。

27. 与袢利尿药一样，噻嗪类利尿药的作用依赖于**前列腺素**的产生，而且也能被非甾体抗炎药抑制。

28. 噻嗪类利尿药对**轻中度心源性水肿**疗效较好，是慢性心力衰竭的主要治疗药物之一。

29. 噻嗪类利尿药是常用的**抗高血压药**，用药早期通过利尿、减少血容量而降压，长期用药则通过扩张外周血管而产生降压作用。

30. 噻嗪类利尿药可用于**高尿钙**伴有肾结石者，以抑制高尿钙引起的肾结石。

31. 噻嗪类利尿药通常口服后**1小时内**起效，作用持续时间为 4～48 小时不等，差异很大。

32. 噻嗪类利尿药多为**脂溶性大**的药物（氯噻嗪除外），具有较大分布容积、较低的肾脏清除率，因而作用时间较长。

33. 噻嗪类和类噻嗪类利尿药通常**白天给药**，每日 1 次，可有效避免夜间起夜而影响睡眠。

34. 噻嗪类利尿药与**延长 Q－T 间期的药物**（奎尼

丁、重砷酸）合用时，噻嗪类利尿药引起的血钾水平降低可增加致命性室性心律失常发生的风险。

35. 噻嗪类利尿药与麻醉剂、**强心苷类**、锂剂合用，可增加这些药物的作用和毒性。

36. **水、电解质紊乱**是噻嗪类利尿药引起的严重不良反应。

37. 噻嗪类利尿药可使糖耐量降低，**血糖升高**，可能与抑制胰岛素释放有关。

38. 老年人应用噻嗪类利尿药较易发生低血压、电解质紊乱和**肾功能损害**。

39. 氢氯噻嗪口服：用于水肿性疾病，成人每次**25～50mg**，每日1～2次，或隔日治疗，或一周连服3～5日。

40. 氢氯噻嗪严重的不良反应有心律失常、史－约（Stevens－Johnson）综合征、中毒性表皮坏死、胰腺炎、肝毒性、系统性红斑狼疮、**肺水肿**等。

41. 氢氯噻嗪与磺胺类药、呋塞米、**布美他尼**、碳酸酐酶抑制剂有交叉过敏反应。

42. 氢氯噻嗪应从最小有效剂量开始用药，以减少副作用的发生，减少反射性肾素和**醛固酮分泌**。

43. **考来烯胺**能减少胃肠道对氢氯噻嗪的吸收，故应在口服考来烯胺1小时前或4小时后服用氢氯噻嗪。

44. 吲达帕胺适用于**原发性高血压**。

45. 吲达帕胺成人口服常用量：每次**2.5mg**，每日1次。

46. 吲达帕胺与**糖皮质激素**合用，可降低吲达帕胺的利尿排钠作用。

47. 吲达帕胺与胺碘酮合用，可因血钾降低而易致**心律失常**。

48. **螺内酯**是醛固酮的竞争性拮抗药。

49. 螺内酯能干扰细胞内**醛固酮**活性代谢物的形成，影响醛固酮作用的充分发挥，表现为 Na^+、Cl^- 和水排泄增多，K^+、Mg^{2+} 和 H^+ 的排泄减少。

50. 螺内酯、依普利酮与氨苯蝶啶、阿米洛利治疗高血压或心衰时常与袢利尿药或**噻嗪利尿药**合用，既增加利尿的作用，同时也能有效保持正常的血钾水平。

51. 留钾利尿药与非甾体抗炎药，尤其是**吲哚美辛**合用，利尿作用减弱，且肾毒性增加。

52. 留钾利尿药与含钾药物、ACEI、ARB 及肾素抑制剂合用，可增加**高钾血症**发生的风险。

53. 留钾利尿药常见不良反应：①高钾血症；②**胃肠道反应**，如恶心、呕吐、胃痉挛和腹泻。

54. 老年人使用留钾利尿药更容易发生高钾血症和**利尿过度**，无尿、急性或慢性肾衰竭患者使用这类药物易发生严重的，甚至致死性高钾血症。

55. 螺内酯用于水肿性疾病，成人口服用量：每日 **40 ~ 120mg**，分 2 ~ 4 次服用，至少连续 5 日，以后酌情调整剂量。

56. 螺内酯的代谢物**坎利酮**可从乳汁中分泌，哺乳期妇女应慎用。

57. 氨苯蝶啶用于慢性心力衰竭、肝硬化腹水、**肾病综合征**、糖皮质激素治疗过程中发生的水钠潴留、特发性水肿，亦用于对氢氯噻嗪或螺内酯无效者。

58. 氨苯蝶啶成人口服用量：初始剂量每日**25 ~ 100mg**，分 2 次服用，与其他利尿药合用时，剂量可减少。

59. 口服甘露醇胃肠道难吸收，可引起**渗透性腹泻**。

60. 甘露醇类药的特点：①静脉注射后不易通过毛细血管进入组织；②在体内不被代谢，但能迅速提高血浆渗透压；③**无药理活性**；④很容易从肾小球滤过，⑤在肾小管内不被重吸收，能提高肾小管内渗透压。

61. 甘油果糖起效时间缓慢，维持作用时间较长（6 ~ 12 小时），且无"反跳"现象，因此尤其适用于**慢性颅内压高**的患者。

62. 甘露醇或甘油果糖与**洋地黄类强心苷**合用，可增加洋地黄类强心苷的毒性，这与低钾血症有关。

63. 甘露醇或甘油果糖与其他利尿药及降低眼压的碳酸酐酶抑制剂合用，可增加利尿和**降低眼内压**作用。

64. 甘露醇静脉滴注时，成人用量：用于利尿，常用量为 1~2g/kg，一般用**20%**溶液 250mL 静脉滴注，并调整剂量使尿量维持在 30~50mL/h。

65. 甘露醇不良反应：罕见临床上出现**尿量减少**，甚至急性肾功能衰竭。

66. 甘露醇除作肠道准备用，均应**静脉内给药**。

67. 甘露醇用于治疗水杨酸盐或巴比妥类药物中毒时，应合用**碳酸氢钠**以碱化尿液。

68. 甘油果糖用于**脑血管病**、脑外伤、脑肿瘤、颅内炎症及其他原因引起的急慢性颅内压增高、脑水肿等症。

69. 甘油果糖静脉滴注用量：成人一般每次**250~500mL**，每日 1~2 次，每次 500mL 需滴注 2~3 小时，250mL 需滴注 1~1.5 小时。

第二节　治疗良性前列腺增生症用药

必背采分点

1. 坦洛新（坦索罗辛）和赛洛多辛对前列腺上 α_{1A}

受体具有高选择性，而对外周血管平滑肌 α_1 受体则几乎无影响，因此只用于**良性前列腺增生症（BPH）**治疗，在使用过程中很少发生低血压。

2. 特拉唑嗪和多沙唑嗪可用于**高血压**治疗，适用于高血压合并 BPH 患者。

3. 对于有过直立性低血压的 BPH 合并高血压者应该首选**坦洛新**。

4. 中重度肝肾功能障碍的患者使用**赛洛多辛**时应该减少用药量。

5. 坦洛新与**西咪替丁**合用，坦洛新的血药浓度增加，易发生中毒；与降压药物，或与 5 型磷酸二酯酶（PDE－5）抑制剂（西地那非）合用可引起显著血压降低。

6. 坦洛新与华法林合用，竞争血浆蛋白结合部位，华法林游离药物浓度增加，易发生**出血**。

7. 赛洛多辛与西地那非、他达那非、伐地那非合用可增加**低血压**的风险。

8. **直立性低血压**是使用 α_1 受体阻断药最为严重的不良反应。

9. α_1 受体阻断药可以通过刺激压力感受器反射性地**增加心率**，严重情况下需要使用 β 受体阻断药抑制心动过速。

10. 长期使用 α_1 受体阻断药，由于血压降低，可导致水钠潴留，**血容量增加**。

11. 坦洛辛用于治疗前列腺增生所致的异常排尿症状，如尿频、夜尿增多、**排尿困难**等。

12. 坦洛辛成人每日 1 次，每次 1 粒（0.2mg），**餐后口服**。根据年龄、症状的不同可适当增减。

13. 美国食品药品监督管理局对坦洛辛的妊娠安全性分级为**B 级**。哺乳期妇女禁用。

14. 坦洛辛不良反应常见头痛和眩晕，**射精异常**，如射精失败、射精减少和逆行射精。

15. 赛洛多辛口服用量：每次**8mg**，每日 1 次，进餐时服用。

16. 5α-还原酶抑制剂可降低**血清前列腺特异性抗原（PSA）** 水平，对前列腺体积较大和（或）血清 PSA 水平较高的患者治疗效果更好。

17. 5α-还原酶抑制剂对于改善患者下尿路症状的作用**小于** α_1 受体阻断药。

18. 5α-还原酶抑制剂与 α_1 受体阻断药比较，更容易引起**性功能障碍**。

19. 5α-还原酶抑制剂的起效时间相对较慢，一般需要用药治疗**6 ~ 12 个月**才能获得最大疗效。

20. 5α-还原酶抑制剂与 α_1 受体阻断药联合，前者缩小前列腺的体积；后者松弛膀胱括约肌。由于两种药物的作用机制不同，用于 BPH 的作用优于各个单药的治疗，能有效延缓疾病的进展，具有**相加**的作用。

21. 5α - 还原酶抑制剂在 FDA 妊娠用药安全类别中属于 **X 类**，可导致男性胎儿外生殖器发育畸形，为妊娠期妇女禁忌。

22. 非那雄胺适应证：①用于治疗和控制良性前列腺增生（BPH）以及预防泌尿系统事件。②用于治疗**男性雄激素性秃发**。

23. 非那雄胺成人口服用量：用于 BPH，口服给药每次**5mg**，每日 1 次。

24. 植物制剂普适泰为治疗良性前列腺增生症（BPH）和慢性、**非细菌性**前列腺炎用药。

25. 植物制剂普适泰用法用量为每次**1 片**，每日 2 次，疗程 3 ~ 6 个月。

第三节　治疗膀胱过度活动症用药

必背采分点

1. 膀胱过度活动症（OAB）由尿急、**急迫性尿失禁（UUI）**、尿频、夜尿四个密切相关的症状组成。

2. 目前，膀胱过度活动症伴有或不伴有急迫性尿失禁的药物治疗首选**M 受体阻断药**。

3. 与其他治疗膀胱过度活动症的药物比较，使用**托特罗定**患者受抗胆碱不良反应的影响更小。

4. 奥昔布宁、托特罗定和索利那新与其他具有**抗胆碱作用的药物**（抗组胺药物、三环类抗抑郁药、吩噻嗪类抗精神分裂症药）合用时可增加抗胆碱作用的不良反应。

5. M 受体阻断药主要是通过阻断 M_3 受体治疗膀胱过度活动症，对其他部位的 M_1、M_2 受体也有不同程度的阻断作用，表现为**口干**、便秘、头痛、视物模糊等常见的抗胆碱能不良反应。

6. 使用**奥昔布宁**发生口干的最为常见原因是奥昔布宁本身与其代谢产物对唾液腺上 M 受体产生双重阻断作用。

7. 老年人常伴有膀胱出口梗阻，易发生**尿潴留**，应慎用 M 受体阻断药。

8. 托特罗定适用于因膀胱过度兴奋引起的尿频、尿急或**紧迫性尿失禁**症状的治疗。

9. 托特罗定口服用量：普通片，成人推荐剂量是每次**2mg**，每日 2 次。

10. 肝功能明显低下的患者，每次剂量不得超过一

片 (**0.93mg**)。

11. 奥昔布宁为**解痉药**，用于无抑制性和反流性神经源性膀胱功能障碍患者与排尿有关的症状缓解，如尿急、尿频、尿失禁、夜尿和遗尿等。

12. 奥昔布宁普通片剂用量：成人口服常用量为每次 5mg，每日 2～3 次；最大剂量为每次**5mg**，每日 4 次。

13. β_3肾上腺素受体激动剂属于**二线治疗**，常作为膀胱过度活动症和急性尿失禁治疗药物 M 胆碱受体阻断药的替代药。

14. β_3肾上腺素受体激动剂常见不良反应是高血压、鼻咽炎、**尿路感染**和头痛。

15. 对于用 M 胆碱受体阻断药或 β_3肾上腺素受体激动剂治疗效果不佳的患者，可考虑 M 胆碱受体阻断药与 β_3肾上腺素能受体激动剂**联合使用**。

16. A 型肉毒毒素可减少神经元囊泡释放**乙酰胆碱**，使平滑肌或横纹肌暂时麻痹。

17. 用于对一线和二线治疗效果不佳的难治性膀胱过度活动症和神经源性膀胱过度活动症状，可将 A 型肉毒毒素 （100U） 逼尿肌多点注射作为**三线治疗方案**。

18. A 型肉毒毒素不良反应主要有**排尿困难**、血尿、尿路感染和尿潴留等。

第八章　内分泌系统疾病用药

第一节　下丘脑－垂体激素及其有关药物

必背采分点

1. 生长激素（GH）是由腺垂体含有嗜酸颗粒的生长激素分泌细胞所分泌，为 191 个氨基酸构成的**肽类激素**。

2. 通过静脉注射生长抑素可抑制生长激素、甲状腺刺激激素、胰岛素和胰高血糖素的分泌，并抑制**胃酸**的分泌。

3. 重组人生长激素肌内注射 3 小时后达到平均峰浓度，皮下注射后约**80%**被吸收，4～6 小时后达峰浓度，$t_{1/2}$约为 4 小时。

4. 重组人生长激素在**肝脏**代谢90%，仅约 0.1% 以原型药经胆道、肾脏排泄。

5. 生长抑素还可以抑制**胰高血糖素**的分泌，从而有效地治疗糖尿病酮症酸中毒。

6. 生长抑素和**普萘洛尔**联合使用时，可加剧血糖升高；生长抑素能延长环己烯巴比妥导致的睡眠时间，而且加剧戊烯四唑的作用。

7. 生长激素常见注射部位局部一过性疼痛、麻木、**红肿**等。

8. 由于生长抑素对胰高血糖素的分泌具有**阻断作用**，因此开始使用生长抑素时会出现血糖降低及有低血糖风险。

9. 在使用生长抑素治疗期间，偶见可治愈的**呼吸抑制**现象、血小板浓度（血小板计数减少）显著减少、室性期前收缩、低尿钠、低渗昏迷。

10. **重组人生长激素**用于成人替代疗法的剂量通常推荐从**低剂量**开始，如 0.5IU/d 或最大 0.02IU/（kg·d）；1~2 个月调整至 0.04IU/（kg·d）。

11. 生长抑素主要用于：①严重急性食管静脉曲张出血。②严重急性胃或十二指肠溃疡出血，或并发急性糜烂性胃炎或出血性胃炎。③胰腺外科术后并发症的预防和治疗。④胰、胆和肠瘘的辅助治疗。⑤**糖尿病酮症酸中毒**的辅助治疗。

12. 生长抑素静脉给药慢速冲击注射（3~5 分钟）0.25mg 或以 0.25mg/h 的速度连续滴注，用药量为**0.0035mg/（kg·h）**。

13. 生长抑素连续给药通过输液泵输入，换药间隔最好不超过**3 分钟**。

14. 促皮质素（ACTH）是维持肾上腺正常形态和功能的重要激素，由**39 个氨基酸**组成。

15. ACTH 以**脉冲方式**从垂体中释放出来，它在血液循环中的半衰期只有 7 ~ 12 分钟，所以血浆浓度波动大，变化也很快。

16. 脑垂体中储存的 ACTH 量很少，人的垂体约含**50U** ACTH，紧张情况下则分泌增加。

17. ACTH 静脉滴注时遇**碱性溶液**配伍可发生混浊、失效。

18. ACTH 与排钾利尿药合用会**加重失钾**。

19. 长期使用时，ACTH 与水杨酸类药物、**吲哚美辛**等合用可发生或加重消化道溃疡。

20. 长期使用促皮质素可使**皮肤色素沉着**。

21. 促皮质素严重的不良反应包括过敏反应、发热、皮疹、血管神经性水肿，偶可发生**过敏性休克**，这些反应在垂体前叶功能减退，尤其是原发性肾上腺皮质功能减退者较易发生。

22. 促皮质素肌内注射用量：**每次25IU**，每日 2 次。

23. 抗利尿激素（ADH）又称**精氨酸血管加压素（AVP）**，为 9 肽物质。

24. AVP 的受体是一类**G 蛋白偶联受体**，属于加压素/催产素受体家族成员。

25. 醋酸去氨加压素可有效治疗**中枢性尿崩症**。

26. 醋酸去氨加压素的**催产素活性**明显减弱，仅为精氨酸血管加压素的 1.3% ~25%。

27. 醋酸去氨加压素经鼻、舌下、口腔或口服给药均能迅速吸收，皮下或**肌内注射**吸收迅速而完全。

28. 醋酸去氨加压素与非甾体抗炎药合用时，可能会引起水潴留和**低钠血症**。

29. 醋酸去氨加压素合用**二甲硅油**可能会减少醋酸去氨加压素的吸收。

30. 醋酸去氨加压素**大剂量**可见疲劳、短暂的血压降低、反射性心跳加快及眩晕。

31. 醋酸去氨加压素口服治疗中枢性尿崩症：一般成人和儿童的初始适宜剂量为每次**0.1mg**，每日 3 次。

32. 醋酸去氨加压素治疗遗尿症时，需限制**饮水量**。

第二节　肾上腺糖皮质激素类药物

必背采分点

1. 人体糖皮质激素的分泌具**昼夜节律性**，由于皮质醇的分泌呈阵发性，血浆浓度常出现较大的峰形波动。

2. 大多数糖皮质激素制剂可经胃肠道迅速吸收，生物利用度高，不受进食的干扰，且应用方便，故**片剂**为最常用的剂型。

3. **氢化可的松琥珀酸钠**、泼尼松龙琥珀酸钠、地塞米松注射剂等可供静脉注射或滴注用，可在注射后立即发生效应，适用于病情危重需迅速获得糖皮质激素者。

4. 支气管哮喘应强调使用糖皮质激素**气雾制剂**，既可明显减少用药剂量，降低副作用，又不影响疗效。

5. 用于严重中毒性感染及各种休克，宜短期内用大剂量，如氢化可的松首剂可静脉滴注**200～300mg**，每日量可达 1g 以上，用药时间一般不超过 3 日。

6. 停药时应**逐渐减量**，不宜骤停，以免复发或出现肾上腺皮质功能不足症状。

7. 皮质激素引起的肾上腺抑制不仅与全身治疗有关，也与局部应用特别是**强效皮质激素制剂**有关。

8. 苯巴比妥、苯妥英钠、卡马西平、利福平等**肝药酶诱导剂**可加快糖皮质激素代谢，合用这些药物应适当增加糖皮质激素的剂量。

9. 糖皮质激素与**水杨酸盐**合用更易致消化性溃疡。

10. **泼尼松龙**可能加快口服避孕药和西罗莫司的代谢而降低其疗效，合用需谨慎。

11. 糖皮质激素能刺激胃酸、胃液分泌，并抑制胃黏膜保护物质（胃黏液）的分泌，故可诱发或加剧胃、**十二指肠溃疡**，甚至造成消化道出血或穿孔。

12. 可的松和泼尼松为前药，需在肝内分别转化为氢化可的松和泼尼松龙而生效，故**严重肝功能不全者**宜选择氢化可的松或泼尼松龙。

13. 泼尼松用于治疗**结缔组织病**、系统性红斑狼疮、严重的支气管哮喘、皮肌炎、血管炎等过敏性疾病，以及急性白血病、恶性淋巴瘤等病症。

14. 泼尼松口服用量：一般每次**5～10mg**，每日10～60mg。

15. 甲泼尼龙适应证：血管炎、哮喘发作、**严重急性感染**、防止癌症化疗引起的呕吐、危重型系统性红斑狼疮、重症多肌炎、皮肌炎；用于器官移植的抗排异反应。

16. 甲泼尼龙静脉注射、静脉滴注或肌内注射：用于危重疾病的急救用药，推荐剂量每次30mg/kg，静脉给药时间不得少于**30分钟**。此剂量可在48小时内，每4～6小时重复给药1次。

17. 甲泼尼龙口服用量：初始一次**4～24mg**，每日1～2次；维持量一次4～8mg，每日2次。

18. 地塞米松肌内注射用于恶性疟疾所致的脑水肿，

1 次**3 ~ 10mg**，每隔 8 小时重复给予 1 次。

19. 地塞米松口服用量：初始一次**0.75 ~ 3mg**，每日 2 ~ 4 次，维持量每日 0.75mg，剂量可视病情酌情而定。

历年考题

【A 型题】1. 长期应用不但加速自身代谢，而且可加速其他合用药物代谢的肝药酶诱导剂是（　　）

　　A. 苯巴比妥　　　　　　B. 地西泮

　　C. 唑吡坦　　　　　　　D. 佐匹克隆

　　E. 阿普唑仑

【考点提示】A。苯巴比妥、苯妥英钠、卡马西平、利福平等肝药酶诱导剂可加快糖皮质激素代谢。

【A 型题】2. 某些慢性疾病使用泼尼松长期治疗，为减少外源性激素对下丘脑－垂体－肾上腺皮质轴的抑制，推荐的给药时间是（　　）

　　A. 上午 8 时左右　　　　B. 中午 12 时左右

　　C. 下午 4 时左右　　　　D. 晚餐前

　　E. 睡前

【考点提示】A。糖皮质激素小剂量代替疗法：每日给生理需要量。原发性肾上腺皮质功能不全时，体内氢化可的松及醛固酮都缺乏，需用糖、盐两类皮质激素补充。慢性肾上腺皮质功能不全宜用氢化可的松或可的松。对继发性肾上腺皮质功能不全，因盐皮质激素分泌未受影响，只需用糖皮质激素补充，并应给予促肾上腺皮质激素以促皮质功能恢复。一般上午 8 时给药；或早晨给药 2/3，夜间给药 1/3。

第三节 甲状腺激素类药和抗甲状腺药

必背采分点

1. 甲状腺激素类药物主要包括甲状腺片、**左甲状腺素钠**、左旋三碘甲状腺原氨酸，主要用于治疗甲减、单纯性甲状腺肿及甲状腺癌手术后甲减的辅助治疗，亦可用于诊断甲状腺功能亢进的抑制试验。

2. 甲状腺内囊状小泡分泌的甲状腺激素包括甲状腺素（四碘甲状腺原氨酸，T_4）和碘甲腺氨酸（**三碘甲状腺原氨酸，T_3**）。

3. 左甲状腺素（$L-T_4$）为人工合成的四碘甲状腺原氨酸，常用其**钠盐**，此药比较稳定，价格较便宜。

4. **碘塞罗宁**为人工合成的三碘甲状腺原氨酸钠，作用与甲状腺素相似，经胃肠道吸收完全，口服吸收 90% ~ 95%，蛋白结合率为 99% 以上。

5. 左甲状腺素可能降低降糖药的**降血糖效应**。舍曲林能够降低左甲状腺素的作用，升高血清 TSH 的水平。

6. 使用甲状腺素治疗开始时可能出现心动过速、心悸、心律不齐、心绞痛、头痛、肌肉无力和痉挛、潮红、发热、呕吐、月经紊乱、震颤、坐立不安、失眠、多汗、**体重下降**和腹泻。

7. 甲状腺激素类药物禁用于冠心病、动脉粥样硬化、**高血压**、垂体功能不足、肾上腺功能不足和自主性高功能性甲状腺腺瘤。

8. 左甲状腺素口服用量：一般开始剂量每日**25 ~ 50μg**，每 2 周增加 25μg，直到完全替代剂量，一般为 100 ~ 150μg，成人维持量为每日 75 ~ 125μg。

9. 老年患者对甲状腺激素较敏感，超过 60 岁者甲状腺激素替代需要量比年轻人约低**25 %**。

10. 能消除甲亢症状的药物被称为**抗甲状腺药（ATD）**，临床上常用的抗甲状腺药有丙硫氧嘧啶、甲巯咪唑、卡比马唑及碘制剂。

11. 丙硫氧嘧啶口服易吸收，分布于全身，服后**20 ~ 30 分钟**达甲状腺。

12. 甲巯咪唑及其代谢物 75% ~ 80% 经**尿液**排泄，易通过胎盘屏障并能经乳汁分泌。

13. 磺胺类、对氨基水杨酸、保泰松、巴比妥类、酚妥拉明、妥拉唑林、维生素 B_{12}、磺酰脲类等都有抑制甲状腺功能和致**甲状腺肿大**的作用。

14. 由于抗甲状腺药可能诱发**白细胞减少症**，丙硫氧嘧啶、甲巯咪唑和卡比马唑均可引起粒细胞减少症，合用能减少粒细胞的药物可增加粒细胞缺乏症的危险。

15. 丙硫氧嘧啶最严重的不良反应为**粒细胞缺乏症**，故用药期间应定期监测血常规。

16. 甲巯咪唑常见不良反应为皮疹或**皮肤瘙痒**及白细胞减少。

17. 丙硫氧嘧啶用于成人甲状腺功能亢进症，口服用量：常用量每日**300～450mg**，分 3 次服用；极量一次 200mg，每日 600mg。

18. 甲巯咪唑适应证：①用于轻症和不适宜手术或放射性碘治疗者。②用于**甲状腺危象**的治疗。③用于术前准备，为减少麻醉和术后并发症，防止术后发生甲状腺危象。

19. 甲巯咪唑口服用量：成人初始时每日 30mg，按病情轻重调节为每日 15～40mg，每日最大剂量**60mg**，分 3 次口服，病情控制后逐渐减量，维持量每日 5～15mg，疗程一般 12～18 个月。

历年考题

【A 型题】可引起胰岛素自身免疫综合征的抗甲状腺药是（　　）

A. 卡比马唑片 　　　　B. 复方碘口服液

C. 甲巯咪唑片 　　　　D. 甲状腺片

E. 丙硫氧嘧啶片

【考点提示】C。甲巯咪唑片可引起胰岛素自身免疫综合征，诱发产生胰岛素自身抗体。

第四节　降血糖药物

必背采分点

1. 根据胰岛素作用时间分类，分为速效胰岛素、短效胰岛素、长效胰岛素、**预混胰岛素**。

2. 胰岛素主要用于糖尿病，特别是**1 型糖尿病**的治疗，可用于纠正细胞内缺钾。

3. 短效胰岛素外观为**无色透明溶液**，可在病情紧急情况下静脉输注，又称为普通胰岛素、常规胰岛素、中性胰岛素。

4. 长效胰岛素及长效胰岛素类似物降低血糖的时效性长，适用于作**基础胰岛素**，维持基础血糖的稳定。

5. 预混胰岛素即"**双时相胰岛素**"，是指含有两种不同时效的胰岛素混合物，可同时具有短效和长效胰岛素的作用。

6. 长效胰岛素的用法用量一般为日注射**1 次**，满足糖尿病患者的基础胰岛素需要量。

7. 低血糖可分为：①严重低血糖：需要有人帮助，常有**意识障碍**，低血糖纠正后神经系统症状明显改善或消失；②症状性低血糖：血糖≤3.9mmol/L，且有低血糖症状；③无症状性低血糖：血糖≤3.9mmol/L，但无低血糖症状。

8. 胰岛素的过敏反应少见，可能是人胰岛素分子的三级结构改变导致其抗原性增加，表现为**荨麻疹**等，偶见危及生命的过敏性休克。

9. 已开始使用的胰岛素注射液一般可在室温（最高25℃）保存**4 周**。冷冻后的胰岛素不可使用。

10. 口服降血糖药与胰岛素有**协同作用**。

11. **蛋白同化激素**能减低葡萄糖耐量，增强胰岛素的作用。

12. 低血糖反应一般于**注射后**发生，首先出现心慌、出汗，并有面色苍白、饥饿感、虚弱、反应迟钝、视力

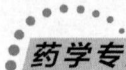

或听力异常、意识障碍、头痛、眩晕、抑郁、心悸、言语障碍、运动失调甚至昏迷。

13. 2 型糖尿病药物治疗的首选药是**二甲双胍**。

14. 格列吡嗪、格列本脲、格列齐特及格列美脲是**第二代**磺酰脲类药物。

15. 磺酰脲类药如使用不当可致**低血糖**，尤其是老年患者和肝、肾功能不全者；磺酰脲类药还可致体重增加。

16. 磺酰脲类促胰岛素分泌药存在"**继发失效**"的问题，是指患者在使用磺酰脲类降糖药之初的 1 个月或更长的时间，血糖控制满意，但后来疗效逐渐下降，不能有效控制血糖，以致出现显著的高血糖症，最后不得不换用或加用其他口服降糖药及胰岛素治疗。

17. 格列本脲与**酒精**同服时，可以引起腹部绞痛、恶心、呕吐、头痛、面部潮红和低血糖。

18. 格列本脲与 β 受体阻断剂合用，可增加**低血糖**的危险，而且可掩盖低血糖的症状，如脉率增快、血压升高。

19. 磺酰脲类药物不良反应常见**口腔金属味**、食欲减退或食欲增强，与食物同服可减少这些反应。

20. 格列本脲用于**轻度、中度** 2 型糖尿病的治疗。

21. 格列本脲口服：一般患者开始一次**2.5mg**，早餐前或早餐及午餐前各 1 次。

22. 格列美脲用于控制饮食、运动疗法及减轻体重均不能满意控制血糖的**2 型糖尿病**。

23. **格列美脲片**不适用于 1 型糖尿病、糖尿病酮症酸中毒及糖尿病前驱昏迷或昏迷的治疗。

24. 格列美脲口服用量：起始剂量一次**1mg**，每日 1 次顿服。

25. 格列奈类胰岛素促泌药可以作为初始治疗，用于不能耐受二甲双胍或磺酰脲类药物或存在使用这些药物禁忌证的患者，尤其是有**低血糖风险**的慢性肾脏病患者。

26. 瑞格列奈应避免与**吉非贝齐**合用。

27. 非磺酰脲类胰岛素促泌药也常见**呼吸道感染**、类流感样症状、咳嗽，一般较为轻微。

28. 瑞格列奈口服用量：在主餐前**15 分钟**服用，剂量因人而异。推荐起始剂量为 0.5mg，以后如需要可每周或每 2 周做调整。

29. 二甲双胍可以使 HbAlc 下降**1% ~ 2%**，并可使体重下降。

30. 在 500 ~ 2000mg/d 的剂量范围之间，二甲双胍疗效呈现**剂量依赖效应**，即增加剂量可获得更明显的降糖效果。

31. 单独使用二甲双胍不导致低血糖，但二甲双胍与胰岛素或**促胰岛素分泌药**联合使用时可增加低血糖发生的危险性。

32. 二甲双胍主要以**原型**由肾脏从尿中排出，清除迅速，12 ~ 24 小时大约可清除90%。

33. 二甲双胍要避免与**含碘造影剂**、甲氧氯普胺、罗非昔布合用。

34. **树脂类药物**与本品同服，可减少二甲双胍吸收。

35. 双胍类药物不良反应常见腹泻、**腹痛**、食欲减退、厌食、胃胀、乏力、口苦、金属味、腹部不适。

36. 二甲双胍适应证：首选用于单纯饮食控制及体育锻炼治疗无效的 2 型糖尿病，特别是**肥胖的 2 型糖尿病**。对磺酰脲类药疗效较差的糖尿病患者，与磺酰脲类口服降血糖药合用。

37. 二甲双胍口服：从小剂量开始渐增剂量。通常起始剂量为一次**0.5g**，每日 2 次。

38. **α–葡萄糖苷酶抑制剂**可使 HbAlc 下降 0.5% ~ 0.8%，不增加体重，并且有使体重下降的趋势，可与磺酰脲类、双胍类、胰岛素增敏剂或胰岛素合用。

39. 服用 α – 葡萄糖苷酶抑制剂期间，应避免同时服用**抗酸剂**、消胆胺、肠道吸附剂和消化酶类制剂，以免影响本品的作用。

40. α-葡萄糖苷酶抑制剂的常见不良反应为**胃肠道反应**，最常见胃胀、腹胀、排气增加、腹痛、胃肠痉挛性疼痛、肠鸣响。

41. 阿卡波糖适应证：配合饮食控制用于**2型糖尿病**；降低糖耐量异常者的餐后血糖。

42. 阿卡波糖一般推荐剂量：起始剂量为一次**50mg**，每日3次。

43. 在使用大剂量阿卡波糖时罕见会发生无症状的**肝酶升高**。

44. 罗格列酮是单纯的过氧化物酶体增殖剂激活受体γ（PPAR-γ）受体激动剂，而吡格列酮同时发挥一定的**PPAR-α**激动剂作用。

45. 肥胖和糖尿病患者**骨骼肌**中PPAR-γ浓度增加；其增加的浓度与血清胰岛素浓度密切相关。

46. 患者有二甲双胍或磺酰脲类药物的禁忌证时，则可选择**吡格列酮**作为初始治疗。

47. 噻唑烷二酮类药物的使用因其不良反应而受限，常见贫血、血红蛋白降低、血容量增加、血细胞比容降低、血红蛋白降低，在开始治疗后**4~12周**更为明显。

48. 体重增加和**水肿**是噻唑烷二酮（TZD）的常见不良反应，这种不良反应在与胰岛素联合使用时表现更加明显。

49. 吡格列酮口服用量：单药治疗，初始剂量可一次 15mg 或 **30mg**，每日 1 次，反应不佳时可加量直至 45mg，每日 1 次。

50. 二肽基肽酶 – 4（DPP – 4）抑制剂可作为**单药**治疗，用于不能耐受或禁用二甲双胍、磺酰脲类和噻唑烷二酮类药物的患者，例如合并慢性肾脏病或低血糖风险特别高的患者。

51. 阿格列汀与血管紧张素转化酶抑制剂合用，可增加发生**水肿**的风险和概率。

52. 阿格列汀与磺酰脲类促胰岛素分泌药联合应用，可增加**低血糖反应**的发生风险。

53. DPP – 4 抑制剂总的耐受性良好，偶见轻度肝酶升高、碱性磷酸酶降低、**急性胰腺炎**。

54. DPP – 4 抑制剂禁用于 1 型糖尿病患者、**糖尿病酮症酸中毒者**及对本品任何成分过敏者。

55. **西格列汀**用于经生活方式干预无法达标的 2 型糖尿病患者。

56. 西格列汀口服用量：单药治疗的推荐剂量为 **100mg**，每日 1 次。

57. 钠 – 葡萄糖协同转运蛋白 SGLT – 2 表达于**肾近端小管**，介导近 90% 滤过葡萄糖负荷的重吸收。

58. SGLT – 2 抑制剂降低 HbAlc 幅度为**0.5% ~ 1.0%**。

59. SGLT－2 抑制剂在中度肾功能不全的患者可以**减量**使用。

60. 恩格列净大约 95.6% 的药物相关放射性随粪便（41.2%）或**尿液（54.4%）**消除。

61. SGLT－2 抑制剂类药物和**利尿剂**联合治疗可能引发尿量过度增加和尿频，增加了血容量不足的风险。

62. SGLT－2 抑制剂可造成**轻度脱水**，应谨慎联合使用其他易引起急性肾损伤的药物，如非甾体抗炎药、血管紧张素转化酶抑制剂/血管紧张素 II 受体阻滞剂、利尿剂。

63. SGLT－2 抑制剂的常见不良反应为**生殖泌尿道感染**。

64. 达格列净推荐起始剂量为**5mg**，每日 1 次，晨服，不受进食限制。

65. 胰高血糖素样肽－1（GLP－1）通过刺激胰岛素从胰岛以**葡萄糖依赖性形式**释放而发挥其主要作用。

66. GLP－1 对延缓胃排空和对大脑食欲中枢的作用：可以**延缓胃排空**，抑制不适当的餐后胰高血糖素释放并减少食物摄入。

67. 艾塞那肽、利拉鲁肽的氨基酸序列与人类GLP－1 部分重叠，是**GLP－1 受体激动剂**，与受体结合后发挥多种抗高血糖作用。

68. 由于对降低血糖似乎没有叠加作用，GLP－1 受体激动剂一般不应与**DPP－4 抑制剂**联用。

69. 艾塞那肽仅用于**皮下注射**，应在大腿、腹部或上臂皮下注射给药。

70. 艾塞那肽注射推荐起始剂量为**5μg**，每日 2 次，于早餐和晚餐前 60 分钟内给药，餐后不可给药。

71. 艾塞那肽可引起胃肠道不良反应，包括恶心、呕吐和**腹泻**。不推荐本品用于严重胃肠道疾病患者。

历年考题

【A 型题】1. 属于二肽基肽酶－4 抑制剂的是(　　)

　　A. 阿卡波糖　　　　　　B. 二甲双胍

　　C. 罗格列酮　　　　　　D. 西格列汀

　　E. 格列吡嗪

【考点提示】D。目前在国内上市的二肽基肽酶－4（DPP－4）抑制剂为西格列汀、维格列汀、沙格列汀、利格列汀和阿格列汀。

【A 型题】2. 属于α－葡萄糖苷酶抑制剂的是(　　)

　　A. 阿卡波糖　　　　　　B. 二甲双胍

　　C. 罗格列酮　　　　　　D. 西格列汀

　　E. 格列吡嗪

【考点提示】A。国内上市的α－葡萄糖苷酶抑制剂有阿卡波糖、伏格列波糖和米格列醇。

第五节 抗骨质疏松药物

必背采分点

1. 有两种细胞在骨代谢中起着重要的作用，一种是吸收骨基质的破骨细胞，另一种是合成骨基质的**成骨细胞**。

2. 维生素 D 是一种**脂溶性**维生素。

3. 只有很少的食物天然含有维生素 D，因此**皮肤合成**是这种维生素的主要天然来源。

4. 维生素 D 及其代谢产物与钙稳态和**骨代谢**相关。

5. 1～18 岁儿童和 70 岁及以下成人的维生素 D 推荐膳食摄入量是每日**600U**。

6. 71 岁及以上成人推荐膳食摄入量是每日**800U**。

7. 对于手术后甲状旁腺功能低下和假性甲状旁腺功能低下，**骨化三醇**可缓解低血钙及其临床症状。

8. 阿法骨化醇口服经小肠吸收后，在肝内经 25－羟化酶作用转化为体内生物活性最强的**骨化三醇**，参与骨形成和骨吸收的代谢调节。

9. 钙剂与含铝抗酸药同服，使**铝**的吸收增多。

10. 钙剂与氧化镁等有**轻泻**作用的抗酸剂合用或交

叉应用，可减少嗳气、便秘等副作用。

11. **碳酸钙**应避免与左甲状腺素钠、左氧氟沙星、环丙沙星、吉米沙星合用。

12. 骨化三醇和阿法骨化醇与噻嗪类利尿剂合用时，因增加肾小管对钙的重吸收，易发生**高钙血症**。

13. 因含镁的药物能诱发**高镁血症**，对于血液透析的患者在使用骨化三醇时应避免合用含镁的制剂。

14. 钙剂不良反应常见嗳气、**便秘**、腹部不适等。

15. 维生素 D 中毒的早期体征与**高血钙**有关，常见软弱、嗜睡、头痛。

16. 碳酸钙用于预防和治疗**钙缺乏症**，如骨质疏松、手足抽搐症、骨发育不全、佝偻病，以及妊娠和哺乳期妇女、绝经期妇女钙的补充。

17. 碳酸钙用于低钙血症，口服用量：根据治疗所需，成人每日补充按元素钙计，每日**300～1200mg**，分 3 次餐后服用。

18. 骨化三醇用于甲状旁腺功能减退和佝偻病，口服用量：推荐成人起始剂量为每日**0.25μg**，每隔 2～4 周增加剂量，每周至少测定血钙浓度 2 次。

19. 降钙素是参与钙及骨质代谢的一种**多肽类激素**，具有 32 个氨基酸。

20. 选择性雌激素受体调节剂主要是雷洛昔芬和**依**

普黄酮用于临床。

21. **双膦酸盐类**是常用的骨吸收抑制剂。

22. 阿仑膦酸钠是第三代氨基双膦酸盐类骨代谢调节剂，其抗骨吸收作用较依替膦酸二钠强**1000 倍**，并且没有骨矿化抑制作用。

23. 阿仑膦酸钠服后主要在**小肠内**吸收，但吸收程度很差，生物利用度约为 0.7%，且食物和矿物质可显著减少其吸收。

24. 唑来膦酸主要以原型经肾脏排泄，终末消除相的时间较长，滴注后 2～28 日内在血浆中仍保持较低浓度，终末消除半衰期为**146 小时**。

25. 重度肾功能损害（Ccr < 35mL/min）者使用**唑来膦酸**会增加肾损害风险，故应禁用，静脉给药输注时间应在 15 分钟以上。

26. 依替膦酸二钠具有**双向作用**，小剂量（每日 5mg/kg）时抑制骨吸收，大剂量（每日 20mg/kg）时抑制骨形成。

27. 与第一代非氨基取代双膦酸类药相比，**帕米膦酸二钠**最大优点是作用更为持久和抑制新骨形成的作用极低。

28. 降钙素类肌内或皮下注射后，绝对生物利用度大约为 70%，**1 小时**达到最高血浆浓度，血浆半衰期为 70～90 分钟。

29. 雷洛昔芬对雌激素作用的组织有选择性的激动或**拮抗活性**。

30. 钙剂可使双膦酸盐的吸收下降，服用双膦酸盐后**2 小时内**避免食用高钙食品（牛奶或奶制品）及含矿物质的维生素或抗酸剂。

31. 唑来膦酸与**沙利度胺**合用可增加多发性骨髓瘤患者发生肾功能不全的风险。

32. 降钙素与**维生素 D**同用可抵消降钙素对高钙血症的疗效。

33. 鲑降钙素与氨基糖苷类抗菌药物合用可诱发**低血钙症**。

34. 雷洛昔芬不宜与**消胆胺**同时服用，它可显著减少雷洛昔芬的吸收和肠肝循环。

35. 双膦酸盐类静脉注射或注射后可引起短暂**味觉改变**或丧失。

36. 快速静脉注射依替膦酸二钠和氯屈膦酸二钠时，可见**急性肾衰竭**，后者还可引起白血病。

37. 双膦酸盐用于治疗高钙血症时，应注意补充液体，使每日尿量达**2000mL 以上**。

38. 降钙素以大剂量做短期治疗时，少数患者易引起**继发性甲状腺功能减退**。

39. 长期使用鲑降钙素处理骨质疏松症会导致**癌症**

发病率增加。

40. 美国食品药品监督管理局的建议：如需使用降钙素，应将其使用时间限制在**6 个月**以内。

41. 选择性雌激素受体调节剂于治疗初始时 4 个月内发生**静脉血栓**事件的危险性最大，发生浅表性静脉血栓性静脉炎的患者少于 1%。

42. 阿仑膦酸钠适应证：用于治疗绝经后妇女的**骨质疏松症**，以预防髋部和脊柱骨折。治疗男性骨质疏松症，以预防髋部和脊椎骨折。

43. 阿仑膦酸钠用于骨质疏松症，口服用量：每次**10mg**，每日 1 次，每日早餐前至少 30 分钟空腹用 200mL 温开水送服；或每次 70mg，1 周 1 次。

44. 唑来膦酸用于绝经后女性骨质疏松症，静脉滴注用量：每次**5mg**，1 年 1 次。

45. 唑来膦酸用药前应确保患者处于正常水化状态，有**心力衰竭风险**的患者应避免过度水化。

46. 鲑降钙素皮下或肌内注射用于绝经后或老年骨质疏松症，每日**50 ~ 100IU**；或隔日 100IU。

47. 鲑降钙素皮下或肌内注射或静脉滴注后可致面部、**手部潮红**，多见于 20% ~ 30% 患者。

48. 降钙素和依降钙素可能诱发哮喘发作，由小剂量开始在**2 周内**逐渐加量，可减轻对支气管哮喘病史者的刺激。

49. **雷洛昔芬**用于预防绝经后妇女的骨质疏松症。

50. 雷洛昔芬口服用量：每日**60mg**，可以在一日中任何时候服用，不受进餐的限制。

51. 甲状旁腺激素（PTH）是一种有效的抗骨质疏松药物，它可以增加**骨密度（BMD)**，并降低骨折风险。

52. **特立帕肽**是人内源性甲状旁腺激素的活性片段（1~34），用于治疗骨质疏松。

53. 特立帕肽严重的过敏反应：**急性呼吸困难**、面部水肿、全身性荨麻疹、外周水肿。

54. 特立帕肽推荐剂量为一日**皮下注射20μg**，注射部位应选择大腿或腹部。

55. 特立帕肽总共治疗的最长时间为**24个月**。患者终身仅可接受一次为期24个月的治疗。

历年考题

【A型题】治疗绝经后骨质疏松症，口服骨化三醇的常用剂量是（　　　）

 A. 每次0.125μg，每日1次

 B. 每次0.5μg，每日2次

 C. 每次0.25μg，每日2次

 D. 每次0.75μg，每日2次

E. 每次 1.5μg，每日 2 次

【考点提示】C。本题考查骨化三醇的用法用量。口服：①用于绝经后骨质疏松症，推荐成人剂量为每次 0.25μg，每日 2 次。②用于肾性骨营养不良，起始日剂量为 0.25μg，最佳用量为每日 0.5~1.0μg。③用于甲状旁腺功能减退和佝偻病，推荐成人起始剂量为每日 0.25μg，每隔 2~4 周增加剂量，每周至少测定血钙浓度 2 次。

第六节　抗肥胖症药

必背采分点

1. **BMI** 定义为体重（单位为 kg）除以身高（单位为 m）的平方。

2. 当 BMI 为 25~28kg/m² 时，定义为 **超重**；当 BMI≥28kg/m²时，定义为肥胖。

3. 对于可能获益于体重减轻者，初始治疗宜采取 **生活方式综合干预**，包括膳食、锻炼和行为改变。

4. 药物治疗可能对肥胖患者有帮助，通过综合生活方式干预未达到 **减重目标**（3~6 个月减去至少 5% 的总体重）就可考虑药物治疗。

5. 奥利司他的吸收量**极微**，口服后 8 小时测不出完整的奥利司他血浆浓度。

6. 由于奥利司他几乎不被吸收，在体外 99% 以上的奥利司他与**血浆蛋白**结合。

7. 奥利司他的代谢主要集中在**胃肠道壁**。

8. 如正在服用含有维生素 A、D 和 E 的制剂（如一些复方维生素类制剂），应在服用奥利司他**2 小时后**或在睡前服用。

9. 奥利司他与**环孢素**联合用药时可造成后者血浆浓度的降低。

10. 通常在服用奥利司他中较多出现的胃肠道急性反应有**腹痛**、腹部不适、胃肠胀气、水样便、软便、直肠痛/直肠部不适、牙齿不适、牙龈不适。

11. 奥利司他结合微低热能饮食适用于肥胖和**体重超重**者，包括那些已经出现与肥胖相关的危险因素的患者的长期治疗。

12. 奥利司他，成人：餐时或餐后 1 小时内服**0.12g**胶囊 1 粒。

第九章　抗菌药物

第一节　抗菌药物总论

必背采分点

1. 抗菌药物是指具有杀菌或**抑菌活性**、主要供全身应用（含口服、肌内注射、静脉注射、静脉滴注等）的各种抗生素，通常指直接来源于微生物的次级代谢产物及其化学修饰衍生物和各种全合成抗菌药物。

2. 青霉素类、头孢菌素类、氨基糖苷类、多黏菌素类等可称为**杀菌药**，大环内酯类、四环素类、酰胺醇类等可称为抑菌药。

3. **抗生素后效应（PAE）**是抗菌药物药效动力学的一个重要指标，是指抗菌药物与细菌短暂接触后，细菌受到非致死性损伤，当药物清除后，细菌恢复生长仍然持续受到抑制的效应。

4. 为测定任一种病原微生物对某一抗菌药的敏感

性，通常应用**最低抑菌浓度（MIC）**，有时也采用最低杀菌浓度（MBC）进行评估，单位均以 mg/L 表示。

5. 病原微生物耐药性可分为天然耐药性和**获得耐药性**两种。

6. DNA 的变化包括：①通过染色体 DNA 的突变；②通过**质粒**重新组合或获得耐药性质粒而产生。

7. 根据血药浓度和时间的关系可制定药 – 时曲线，**曲线下面积（AUC）**可反映抗菌药物的吸收状况及体内利用率。

8. 抗菌药物主要经**肾**排出，也可经肝代谢、肠道排泄、肺呼出气体等而被清除。

9. 药物的半衰期（$t_{1/2}$）可从**药 – 时曲线**计算而得。

10. 氨基糖苷类、氟喹诺酮类、达托霉素、多黏菌素、硝基咪唑类等属于**浓度依赖性抗菌药物**。

11. 评估此类药物的 PK/PD 指数主要有 C_{max}/MIC 或 **$AUC_{0~24}/MIC$**。

12. 大多数 PAE 或 $t_{1/2}$ 较短的 β – 内酰胺类、林可霉素、部分大环内酯类药物等属于**时间依赖型**抗菌药物。

13. 评估时间依赖型药物的 PK/PD 指数主要有 **%T > MIC**。

14. 对于时间依赖型抗菌药物应以提高 %T > MIC 来增加临床疗效，一般推荐日剂量分多次给药和（或）**延**

长滴注时间的给药方案。

15. 替加环素、利奈唑胺、阿奇霉素、四环素类、糖肽类等属于**时间依赖型且抗菌作用时间较长**药物。

16. 四环素和土霉素因易与钙、镁、铝、铋、铁等金属离子螯合而影响其吸收（一般在70%以下），其活性也可被碱性物质所抑制，故不宜**与抗酸药**合用。

17. 若药物与血浆蛋白结合率（PB）**高**，起效时间将受到显著影响。

18. 常将 PB > 70%、30% ~ 70% 和 **<30%**的抗菌药物分别称为高、中和低 PB 抗菌药物。

19. 结合型药物无活性，也不易透过各种屏障，但结合一般疏松而**可逆**，当血药浓度下降时即逐渐释放出游离型药物。

20. 分泌至胆汁中的药物浓度因不同药物种类而异，以四环素类、大环内酯类、林可霉素类、**利福平**等的浓度较高。

21. 大多数抗菌药物的主要排泄途径是**肾脏**，部分抗菌药物通过肝、肾双通道排泄和肝脏代谢清除。

历年考题

【A 型题】下列药动学/药效学（PK/PD）参数中，适用于浓度依赖型抗菌药物的评估指标是（　　　）

A. 血浆药物峰浓度与达峰时间比值（C_{max}/T_{max}）

B. 血浆药时曲线下面积与血浆达峰时间比值（AUC/T_{max}）

C. 血浆药物峰浓度与最低抑菌浓度比值（C_{max}/MIC）

D. 血浆药物半衰期（$t_{1/2}$）

E. 血浆药物浓度高于最低抑菌浓度的维持时间（$\%T > MIC$）

【考点提示】C。浓度依赖型药物对致病菌的杀菌效应和临床疗效取决于 C_{max}，而与作用时间和细菌接触的时间关系不密切，即血浆峰浓度 C_{max} 越高，清除致病菌的作用越迅速、越强。氨基糖苷类、氟喹诺酮类、达托霉素、多黏菌素、硝基咪唑类等属于浓度依赖型抗菌药物。评估此类药物的 PK/PD 指数主要有 C_{max}/MIC 或 $AUC_{0\sim24}/MIC$。因此，提高此类抗菌药物疗效的策略主要是提高血浆峰浓度，一般推荐日剂量单次给药方案，但对于治疗窗较窄的药物需注意不能使药物浓度超过最低毒性剂量。

第二节 青霉素类抗菌药物

必背采分点

1. 青霉素类药主要用于革兰阳性、**革兰阴性球菌**及某些革兰阳性杆菌引起的感染。

2. 天然青霉素不耐酸、不耐青霉素酶，抗菌谱较窄；**青霉素 V** 为耐酸的口服青霉素。

3. 氨苄西林、阿莫西林等广谱青霉素主要作用于对青霉素敏感的**革兰阳性菌**及部分革兰阴性杆菌，如大肠埃希菌、奇异变形杆菌、沙门菌属、志贺菌属和流感嗜血杆菌等。

4. 青霉素类抗菌药物作为青霉素结合蛋白（PBP）底物的结构类似物，竞争性地与酶活性位点共价结合，从而抑制**PBP**，干扰细菌细胞壁合成，达到杀灭细菌的作用。

5. 青霉素类抗菌药对繁殖期细菌作用明显，对**静止期细菌**影响较小。

6. 所有青霉素类抗菌药的**胆汁浓度**都比相应的血清浓度高；萘夫西林、氨苄西林及哌拉西林的胆汁浓度非常高。

7. 青霉素的血浆半衰期短暂，约**30 分钟**，对多数敏感细菌的有效血浆浓度可维持 5 小时。

8. 丙磺舒、阿司匹林、吲哚美辛、保泰松和磺胺类药可减少青霉素类抗菌药的肾小管分泌而延长其**血浆半衰期**。

9. 青霉素类抗菌药可增强**华法林**的抗凝作用。

10. 青霉素类用药后可发生严重的过敏反应，如**过敏性休克（Ⅰ型变态反应）**。

11. 对一种青霉素类抗菌药过敏者可能对其他青霉素类抗菌药亦过敏，也可能对青霉胺或**头孢菌素类**过敏。

12. 过敏性休克的发生率为**0.004% ~ 0.015%**，若不及时抢救，病死率高。

13. 大量应用**青霉素类钠盐**可造成高钠血症，并致心力衰竭。

14. 应用青霉素治疗梅毒、钩端螺旋体病等疾病时可由于病原体死亡致症状（寒战、咽痛、心率加快）加剧，称为**吉海反应（亦称赫氏反应）**。

15. 青霉素成人肌内注射，每日**80 万 ~ 200 万 U**，分 3 ~ 4 次给药。

16. 青霉素钾或钠与重金属，特别是**铜、锌和汞**呈配伍禁忌，因后者可破坏青霉素的氧化噻唑环。

17. 青霉素也可被氧化剂、还原剂或**羟基化合物**灭活。

18. 青霉素肌内注射区可发生**周围神经炎**。

19. 青霉素偶可致精神病发作，应用**普鲁卡因青霉素**后，个别患者可出现焦虑、发热、呼吸急促、高血压、心率增快、幻觉、抽搐、昏迷等。

20. 青霉素钠 100 万 U（0.6g）含钠离子 1.7mmol（0.039g），大剂量给药后，尤其对于肾功能减退或心功能不全患者可造成**高钠血症**。

21. 阿莫西林（羟氨苄青霉素）成人口服：常用剂量每次 0.5g，每 6~8 小时 1 次，每日剂量不超过**4g**。

22. 阿莫西林用于肾功能不全者：肾小球滤过率为 10~50mL/min 和小于 10mL/min 的患者，给药间隔分别为 8~12 小时和**16 小时**。

23. 苄星青霉素用于预防风湿热，治疗各期**梅毒**，也可用于控制链球菌感染的流行。

24. 苄星青霉素临用前加入灭菌注射用水适量制成**混悬液**，深部肌内注射。

25. 苄星青霉素用于治疗梅毒，成人每次**240 万 U**，每周 1 次，连用 2~3 周。

第三节　头孢菌素类抗菌药物

必背采分点

1. 第一代头孢菌素临床用于**轻中度感染**和围手术期的预防性使用。

2. 第一代头孢菌素**血浆半衰期短**，在胸水、心包积液、腹水、滑膜液和尿液中可达到治疗浓度，胆汁浓度超过血清浓度（无胆道梗阻时），脑脊液中浓度低。

3. 第三代头孢菌素**血浆半衰期长**，体内分布广，组织穿透力强，在胸水、心包积液、腹水、滑膜液和尿液中可达到治疗浓度，胆汁浓度超过血清浓度（无胆道梗阻时），有一定量渗入脑脊液中。

4. 头孢菌素类与氨基糖苷类抗菌药物可**相互灭活**，当两类药联合应用时，应在不同部位给药，两类药不能混入同一注射容器内。

5. 长期、大量应用（或联合应用 β - 内酰胺酶抑制剂）可致抗生素相关性腹泻、**二重感染**等。

6. 青霉素过敏患者应用头孢菌素时过敏反应发生率为**5% ~ 7%**。

7. 对于**重度肾衰竭**患者，除了头孢曲松，所有头孢菌素类药物的剂量均需要调整。

8. 头孢唑林肌内、静脉注射或静脉滴注用量：成人，每 6 ~ 12 小时**0.5 ~ 1g**，病情严重者可酌增剂量至每日 6g。

9. 1% 应用头孢唑林的患者可出现直接或间接 Coombs 试验阳性及**尿糖假阳性反应**（硫酸铜法）。

10. 氨基糖苷类与头孢唑林合用易产生**肾毒性**。

11. 头孢唑林与庆大霉素或**阿米卡星**联合应用，在体外能增强抗菌作用。

12. 头孢唑林不良反应常见**药物疹**、嗜酸性粒细胞增高。

13. 头孢呋辛肌内注射或静脉给药用量：成人，每日**2.25 ~ 4.5g**，每 8 小时给药 0.75 ~ 1.5g；病情严重者可增加至每日 6g，每 6 小时给药 1.5g。

14. 头孢呋辛可导致高铁氰化物法血糖试验呈假阴性，故应用本品期间，应以**葡萄糖酶法**或抗坏血酸氧化酶试验测定血糖浓度。

15. 头孢呋辛严重的不良反应有**多形性红斑**、Stevens – Johnson 综合征、中毒性表皮剥脱性坏死、血小板减少症、间质性肾炎、过敏样反应等。

16. 头孢克洛口服用量：成人每日**0.75 ~ 1g**，较重感染或低敏感细菌感染者的剂量可加倍。

17. 头孢克洛用于肾功能不全者：肾功能中度和重度不全患者的剂量分别减为正常剂量的 1/2 和 **1/4**。

18. 头孢克洛不良反应常见排软便、**腹泻**、胃部不适、恶心、食欲缺乏、嗳气等胃肠道反应。

19. 头孢克肟口服用量：成人 **50 ~ 100mg**，每日 2 次；重症患者，200mg，每日 2 次。

20. 头孢克肟可引起卡马西平**血药浓度升高**，必须合用时应监测血浆中卡马西平浓度。

21. 头孢克肟不良反应常见腹泻、排便次数增多、**腹痛**。

22. 头孢噻肟静脉给药用量：严重感染者，每 6 ~ 8 小时 2 ~ 3g，每日最大剂量不超过**12g**。

23. 应用头孢噻肟治疗可能发生中性粒细胞减少及罕见的中性粒细胞缺乏症，尤其是疗程长者。因此，疗程**超过 10 日**者应监测血常规。

24. 头孢噻肟严重的不良反应有**心律紊乱**、多形性红斑、Stevens – Johnson 综合征、中毒性表皮剥脱性坏死、过敏反应等。

25. 头孢曲松成人肌内或静脉给药，每 24 小时 1 ~ 2g 或每 12 小时 0.5 ~ 1g。每日最大剂量**4g**。

26. 为避免在肺或肾中头孢曲松 – 钙盐沉淀，造成致命性危害，禁止头孢曲松与**含钙**的药品（包括胃肠外营养液）同时进行静脉给药。

27. **维生素 K 合成障碍**的患者使用头孢曲松，凝血酶原时间改变的风险增加。

28. 新生儿**高胆红素血症**患者禁用头孢曲松。

29. 头孢他啶儿童每日剂量按**50～150mg/kg** 计，分 3 次肌内注射或静脉给药。

30. 头孢他啶可诱导肠杆菌属、假单胞菌属和沙雷菌属产 **I 型 β – 内酰胺酶**，治疗过程中病原菌可产生耐药性，导致抗感染治疗失败。

31. 头孢他啶与**氨基糖苷类抗生素**联用对部分铜绿假单胞菌和大肠埃希菌有累加作用。

32. 头孢他啶不良反应常见皮疹、**静脉炎**、注射部位疼痛、嗜酸性粒细胞增多、血清氨基转移酶升高、Coombs 试验阳性、二重感染。

33. 头孢吡肟用量：成人每次**1～2g**，每 12 小时 1 次，静脉滴注、静脉注射或肌内注射。

34. 头孢吡肟在人的**乳汁**中排出，哺乳期妇女应用本品时宜停止哺乳。

35. 头孢吡肟较少见的不良反应有发热、口腔及阴道念珠菌感染、**假膜性肠炎**、注射部位局部疼痛或静脉炎等。

第四节 β-内酰胺酶抑制剂及其与 β-内酰胺类抗生素配伍的复方制剂

必背采分点

1. β-内酰胺酶抑制剂复方制剂通常用于需要抗菌药物广覆盖的感染，例如肺炎和**腹腔感染**。

2. 克拉维酸能对β-内酰胺酶的活性部位，如羟基或氨基进行**不可逆酰化**，是一种β-内酰胺酶不可逆抑制剂。

3. 他唑巴坦为**青霉烷砜类**另一个不可逆的β-内酰胺酶抑制剂，其抑酶谱广度和活性都强于克拉维酸和舒巴坦。

4. 头孢他啶-阿维巴坦、**美罗培南-万巴巴坦**对大部分产碳青霉烯酶的细菌有抗菌活性。

5. 阿莫西林克拉维酸钾有口服和**静脉制剂**。

6. 阿莫西林克拉维酸钾静脉滴注用量：成人及12岁以上儿童，每次**1200mg**，每8小时1次，严重感染可加至每6小时1次。

7. 阿莫西林克拉维酸钾可分泌到乳汁中，哺乳期妇女使用可能导致婴儿**过敏**，宜暂停哺乳。

8. 每 5mL 阿莫西林克拉维酸钾混悬液含有 12.5mg 阿斯巴甜（天门冬酰苯丙氨酸甲酯），因此**苯丙酮尿症**患者应慎用本品。

9. 阿莫西林克拉维酸钾与**氨基糖苷类**药物联合应用具有协同作用。

10. 阿莫西林克拉维酸钾与**口服避孕药**合用时，可能降低后者的作用。

11. 阿莫西林克拉维酸钾不良反应常见腹泻、消化不良、恶心、皮疹、静脉炎和**阴道炎**。

12. 对阿莫西林克拉维酸钾中任一成分或**青霉素类过敏**以及有 β–内酰胺类过敏性休克史者禁用阿莫西林克拉维酸钾。

13. 氨苄西林舒巴坦用量：成人每次**1.5～3g**，每 6～8 小时 1 次，肌内注射每日不超过 6g，静脉用药每日不超过 12g（舒巴坦每日给药剂量最高不超过 4g）。

14. 氨苄西林舒巴坦偶可致**过敏性休克**，应用本品前需详细询问药物过敏史并进行青霉素皮肤敏感试验，既往有青霉素类药物过敏史或青霉素皮肤敏感试验阳性者禁用本品。

15. 有**头孢菌素类**和其他变态反应原过敏史患者使用氨苄西林舒巴坦，发生严重和致死性过敏反应的风险增加。

16. 单核细胞增多症患者应用氨苄西林舒巴坦时易发生**皮疹**，宜避免使用。

17. 氨苄西林舒巴坦与**氨基糖苷类**药物联合应用具有协同作用。

18. 头孢哌酮舒巴坦用量：成人常用剂量为每日**2～4g**（头孢哌酮舒巴坦 1 : 1 制剂），每 12 小时静脉滴注或静脉注射 1 次。

19. 舒巴坦最大剂量为每日**4g**。

20. 血肌酐清除率＜15mL/min 的患者，每次接受舒巴坦的最大剂量为**0.5g**，每 12 小时静脉滴注 1 次。

21. 在青霉素类抗生素过敏患者中，有 5%～10% 可对头孢菌素类出现**交叉过敏反应**。

22. 头孢哌酮大部分经**肝胆系统**排泄，因此肝功能严重减退的患者使用本品时需调整给药方案。

23. 少数患者在使用头孢哌酮舒巴坦治疗后出现**维生素 K 缺乏**，其机制可能与肠道菌群受到抑制有关。

24. 头孢哌酮舒巴坦可导致直接**Coombs 试验阳性**，用 Benedict 试剂或 Fehling 试剂检查尿糖可出现假阳性反应。

25. 使用头孢哌酮舒巴坦期间饮酒可发生"**双硫仑样**"反应，故治疗期间及治疗结束后 1 周宜戒酒。

26. 头孢哌酮舒巴坦与肝素、**华法林**合用，引起出血的风险增加。

27. 头孢哌酮舒巴坦不良反应常见**腹泻**、稀便、ALT、AST、ALP、血胆红素和血尿素氮一过性升高。

28. 哌拉西林他唑巴坦静脉滴注，成人常用剂量，每次**4.5g**，每 8 小时 1 次；或每次 3.375g，每 6 小时 1 次。

29. 肝功能严重减退的患者，使用哌拉西林他唑巴坦时需调整用药剂量与**给药间期**。

30. 哌拉西林他唑巴坦可能导致**艰难梭菌性腹泻**。如怀疑或证实为艰难梭菌性腹泻，应停用本品并予以甲硝唑治疗。

31. 每 1g 哌拉西林他唑巴坦含钠 54mg，在需要**限制钠盐摄入**的患者中需注意。

32. 哌拉西林他唑巴坦与**丙磺舒**合用可使哌拉西林和他唑巴坦的消除半衰期分别上升 21% 和 71%。

33. 哌拉西林他唑巴坦与**维库溴铵**合用可增强后者对神经 – 肌肉接头的阻滞作用。

34. 哌拉西林他唑巴坦少见的不良反应有发热、眩晕、头痛、焦虑、消化不良、口腔念珠菌感染等，偶可发生**过敏性休克**。

第五节　碳青霉烯类抗菌药物

必背采分点

1. 亚胺培南西司他丁治疗可能引起中枢神经系统毒性，包括精神状态改变、肌阵挛和癫痫发作，故亚胺培南不应用于治疗**脑膜炎**。

2. 厄他培南可用于**中度、重度细菌性感染**，其半衰期长，可以每日 1 次给药。

3. 碳青霉烯类为时间依赖型抗菌药物，有一定的抗生素后效应，抗菌活性与细菌接触药物的时间长短密切相关，当 $\%T > MIC$ 达到**40% ~ 50%**时，可显示满意的杀菌效果，延长输注时间可增加药物疗效。

4. 碳青霉烯类药与**丙戊酸钠**合用时，可促进丙戊酸代谢，导致其血浆药物浓度降低至有效浓度以下，甚至引发癫痫发作。

5. 亚胺培南与更昔洛韦合用时，有发生**抽搐**的报道。

6. 长时间使用碳青霉烯类药可出现**抗生素相关性腹泻**。

7. 对于**肾功能不全**患者，所有碳青霉烯类药物均应减量。

8. 亚胺培南西司他丁一般为**静脉滴注给药**，亦可肌内注射，严禁静脉注射给药。

9. 亚胺培南西司他丁静脉滴注，成人用量：肾功能正常患者根据感染严重程度、细菌对本品的敏感性以及患者体重而定，每日 2～3g，每 6～8 小时给药 1 次；一日最大剂量不得超过**50mg/kg 或 4g**。

10. 不推荐亚胺培南西司他丁用于**体重 <30kg** 的肾功能不全儿童患者。

11. 亚胺培南西司他丁静脉滴注过快可出现**头晕**、出汗、全身乏力、恶心、呕吐等反应，此时需减慢滴注速度，如减慢滴注速度后症状仍不消失，则需停用本品。

12. 当出现抽搐等中枢神经系统症状时需停用亚胺培南并给予抗惊厥药物如苯妥英或**地西泮**治疗。

13. **美罗培南**主要用于多重耐药革兰阴性杆菌感染、严重需氧菌与厌氧菌混合性感染，以及病原未查明严重感染患者的经验性治疗。

14. 美罗培南静脉滴注，成人用量：肾功能正常患者根据感染严重程度、细菌对本品的敏感性以及患者体重等而定，常用量为每次**0.5～1g**，每 8～12 小时给药 1 次。

15. 有中枢神经系统基础疾病、精神异常、**癫痫史**或合并应用其他可能导致癫痫药物患者，应慎用美罗培南。

16. 美罗培南不良反应常见注射部位疼痛和**静脉炎**等局部反应；恶心、呕吐、腹泻、便秘等胃肠道反应；皮疹、瘙痒等过敏反应；头痛、眩晕、失眠等神经系统症状。

17. 厄他培南肌内注射或静脉滴注，成人与年龄≥13 岁的儿童用量：每次**1g**，每日 1 次。

18. 厄他培南在脑脊液中浓度较**低**，不推荐用于中枢神经系统感染。

19. 厄他培南不良反应中，实验室检查异常主要为血中 ALT、AST、ALP 和**肌酐值**等升高。

第六节　其他β-内酰胺类抗菌药物

必背采分点

1. **氨曲南**具有低毒、与青霉素类及头孢菌素类无交叉过敏等优点，故可用于对青霉素类、头孢菌素类过敏的患者。

2. 氨曲南在结构上**与头孢他啶**有相似之处，因此对头孢他啶严重过敏者应谨慎使用。

3. 氨曲南不能渗入脑脊液，不能用于治疗**脑膜炎**。

4. 氧头孢烯类药用于**敏感菌**引起的血流感染、细菌性脑膜炎、下呼吸道感染、腹盆腔感染、肾盂肾炎等泌尿道感染。

5. 氧头孢烯类药可引起**凝血酶原减少**、血小板功能障碍以及血小板计数减少而致出血。

6. 头孢美唑、头孢米诺、拉氧头孢等与**利尿剂**如呋塞米合用时，可加重肾功能损害。

7. 头孢西丁、氨曲南等与**丙磺舒**合用时可延缓前者排泄，导致血浆药物浓度改变。

8. 头霉素类药头孢美唑、头孢替坦、头孢米诺或氧头孢烯类药物拉氧头孢、氟氧头孢使用期间或之后 5～7 日内饮酒，服用含有**乙醇**药物、食物以及外用乙醇可发生"双硫仑样"反应。

9. 头孢西丁用于成人**轻度感染患者**，每 8 小时 1g，肌内注射或静脉滴注。

10. 3 个月以内婴儿不宜使用**头孢西丁**；3 个月以上儿童，每 6～8 小时 13.3～26.7mg/kg，或每 8 小时 20～40mg/kg，静脉滴注。

11. 长期应用头孢西丁可引起肠道菌群失调，有胃肠道疾病史，尤其是**结肠炎**患者应慎用。

12. 头孢西丁具有较强的**β-内酰胺酶诱导作用**，与羧苄西林等对 β-内酰胺酶不稳定的 β-内酰胺类药物合用可能发生拮抗。

13. 头孢西丁严重不良反应：**过敏性休克**；可能使重症肌无力患者症状加重等。

14. 拉氧头孢静脉注射或静脉滴注成人用量：每日 **1~2g**，分 2 次给药；严重感染可增加至每日 4g，分 2 次给药。

15. 应用拉氧头孢期间应每日补充**维生素 K**。

16. 拉氧头孢与**阿司匹林**合用会增加出血风险。

17. 拉氧头孢不良反应常见皮疹、药物热、**肝功能异常**、肾功能损害、中性粒细胞减少和嗜酸性粒细胞增多等。

18. 氨曲南用于成人尿路感染，静脉滴注、静脉注射和肌内注射用量：每次**0.5g 或 1g**，每 8 小时或 12 小时 1 次。

19. 氨曲南不良反应常见静脉炎，注射部位肿胀、疼痛或不适，腹泻、恶心、呕吐，皮疹，以及血清氨基转移酶升高、**肝功能损害**等。

第七节 氨基糖苷类抗菌药物

必背采分点

1. 氨基糖苷类药物用于治疗**需氧革兰阴性杆菌**所致的严重感染，如脑膜炎、呼吸道感染、泌尿道感染、皮肤软组织感染、胃肠道感染、烧伤、创伤感染及骨关节感染等。

2. 氨基糖苷类药物治疗急性感染通常疗程不宜超过**7～14日**。

3. 氨基糖苷类药的抗菌作用机制主要是**抑制细菌蛋白质**的合成，还可影响细菌细胞膜屏障功能，导致细胞死亡。

4. 氨基糖苷类药为**浓度依赖型速效杀菌剂**，对繁殖期和静止期的细菌均有杀菌作用。

5. 氨基糖苷类药在碱性环境中抗菌作用增强，对革兰阳性球菌和革兰阴性杆菌均有明显的**抗生素后效应（PAE）**，为0.5～7.5小时。

6. 氨基糖苷类药给药方法以静脉滴注**20～30分钟**最为常用。

7. 氨基糖苷类药与β-内酰胺类混合时可致**相互灭**

活，故联合用药时应在不同部位给药，两类药不能混入同一容器内。

8. 氨基糖苷类药与**神经肌肉阻滞剂**合用时，可加重神经肌肉阻滞作用，导致肌肉软弱、呼吸抑制或呼吸麻痹等症状。

9. 氨基糖苷类药常见不良反应是**耳毒性**，包括前庭和耳蜗神经功能障碍。

10. 氨基糖苷类药在肾皮质高浓度蓄积，可损害**近曲小管上皮细胞**，引起肾小管肿胀，甚至坏死，出现蛋白尿、管型尿或红细胞尿，严重者可出现氮质血症、肾功能不全等。

11. 氨基糖苷类的肾毒性通常是可逆的，但耳毒性**不可逆**。

12. 庆大霉素成人用法用量：肌内注射或稀释后静脉滴注。常用量，每次**80mg（8 万 U）**，每日 2~3 次，间隔 8 小时；或每次 1~1.7mg/kg，每 8 小时 1 次，共7~14 日。

13. 庆大霉素对哺乳期婴儿有潜在的**严重不良反应**，哺乳期妇女使用该类药物时应暂停授乳。

14. 庆大霉素避免联合应用肾、耳毒性药物及**强效利尿药**。如氨基糖苷类与第一代注射用头孢菌素类合用时可能加重肾毒性。

15. 庆大霉素等氨基糖苷类不可静脉快速注射给药，以避免神经－肌肉接头阻滞作用的发生，引起**呼吸抑制**。

16. 阿米卡星肌内注射或**静脉滴注**。成人：单纯性尿路感染病原菌对常用抗感染药物耐药者，每 12 小时 0.2g。

17. 阿米卡星每 12 小时给药 7.5mg/kg 者血药峰浓度应保持在**15 ~ 30μg/mL**，谷浓度 5 ~ 10μg/mL；每日 1 次给药 15mg/kg 者血药峰浓度应维持在 56 ~ 64μg/mL，谷浓度应 <1μg/mL。

18. 阿米卡星与头孢噻吩或**头孢唑林**局部或全身合用可能增加肾毒性。

19. 阿米卡星与多黏菌素类注射剂合用或先后连续局部或全身应用，可增加肾毒性和**神经肌肉阻滞作用**。

第八节　大环内酯类抗菌药物

必背采分点

1. 第二代大环内酯类除抗菌作用外，还具有**胃动素作用**、免疫修饰作用、抗炎作用等。

2. **红霉素**易被胃酸破坏，口服吸收少，故临床一般服用其肠衣片或酯化物。

3. 克拉霉素、阿奇霉素和**泰利霉素**的口服吸收更好，在胃 pH 环境中均稳定，它们的生物利用度高于红霉素，不需要肠溶包衣。

4. 阿奇霉素缓释混悬液应<u>空腹</u>服用，克拉霉素缓释片剂应与食物同服。

5. 大环内酯类药物属于**时间依赖型**，因药物不同，PAE 不同。

6. 以红霉素为代表的部分大环内酯类药物属于**短PAE**，且 $t_{1/2}$ 短的时间依赖型，$\% \, T > MIC$ 为预测疗效的 PK/PD 参数，这类药物通常需要一日多次给药。

7. 大环内酯类药物与氯霉素或林可霉素合用，因竞争药物的结合位点，产生**拮抗作用**。

8. 大环内酯类药物与其他肝毒性药合用可能增强**肝毒性**，大剂量应用或与耳毒性药合用，尤其肾功能不全者，可能增加耳毒性。

9. 肝毒性常见于用药后**10 日**出现肝肿大、腹痛、阻塞性黄疸、肝脏氨基转移酶 AST 及 ALT 升高等。

10. 红霉素、阿奇霉素是**妊娠期**使用较安全的大环内酯类药物。

11. 红霉素成人口服用量：每日**1 ~ 2g**，分 3 ~ 4 次服用。

12. 老年人使用红霉素，发生<u>**尖端扭转型室性心动过速**</u>的风险增加。

13. 红霉素主要由肝脏代谢、胆管排出，**<u>肝功能损害者</u>**使用本品发生不良反应的风险增加。

14. 红霉素可抑制 CYP1A2、**CYP3A4**，与许多经此酶代谢的药物可发生相互作用，导致严重不良反应，如与阿司咪唑、特非那定和西沙必利合用可引起室性心律失常。

15. 红霉素可抑制卡马西平、苯妥英钠和**丙戊酸钠**等抗癫痫药的代谢，使后者的血药浓度增高而发生毒性反应。

16. 红霉素与麦角胺、双氢麦角胺合用，个别患者可出现**麦角中毒**，表现为外周血管痉挛、皮肤感觉迟钝。

17. 红霉素大剂量（≥4g/d）应用于肝、肾疾病患者或老年患者，可引起**听力减退**，主要与血药浓度过高（>12mg/L）有关，停药后大多可恢复。

18. 红霉素**过敏反应**表现为药物热、皮疹、嗜酸性粒细胞增多等，发生率为 0.5% ~1%。

19. 克拉霉素用法用量：口服，成人每次**<u>250 ~ 500mg</u>**，每日 2 次，疗程 7 ~ 14 日；静脉滴注，每次 500mg，每日 2 次，疗程一般 7 ~ 14 日。

20. **克拉霉素混悬液**用于 6 个月 ~ 12 岁儿童耐受性良好，老年人的耐受性与年轻人相仿。

21. 克拉霉素不良反应常见味觉障碍、**腹痛**、腹泻、恶心、呕吐、消化不良等胃肠道反应以及头痛。

22. 阿奇霉素成人口服常用量：第 1 日，**500mg** 顿服，第 2 ~ 5 日，每日 250mg 顿服；或每日 500mg 顿服，连服 3 日。

23. 由于阿奇霉素主要经**肝脏**清除，故肝功能不全的患者应慎用。

24. 避免阿奇霉素与含**铝或镁**的抗酸药同时服用，因可降低本品的**血药峰浓度**；必须合用时，阿奇霉素应在服用上述药物前 1 小时或后 2 小时给予。

25. 阿奇霉素严重不良反应有角膜糜烂、重症多形性红斑、中毒性表皮剥脱性坏死、血管性水肿、**过敏性休克**和重症肌无力，均少见。

历年考题

【X 型题】患者，男，35 岁。诊断为支原体肺炎，宜选用的抗菌药物有（　　）

    A. 阿奇霉素   B. 阿莫西林

    C. 阿米卡星   D. 左氧氟沙星

    E. 莫西沙星

【考点提示】ADE。阿奇霉素属于大环内酯类，其抗菌谱为衣原体、百日咳、支原体、空肠弯曲菌肠炎、军团菌病、淋球菌；沙星类属于喹诺酮类抗菌药物，抗菌谱广，对革兰阳性菌、革兰阴性菌、衣原体、支原体、军团菌等均有抗菌作用。

第九节　四环素类抗菌药物

必背采分点

1. 四环素类药可用于治疗多种感染性疾病，尤其适用于**立克次体**、支原体、衣原体感染。

2. 四环素类主要经**小肠近端**和胃吸收。

3. 多西环素口服的生物利用度接近**95%**（空腹或与食物同服），四环素如果与食物同服，生物利用度会降低 50%。

4. 四环素类药属于长 PAE 的时间依赖型抗菌药物，对**金黄色葡萄球菌**的 PAE 约 3 小时。

5. 四环素类药与抗酸剂如碳酸氢钠合用时，可使前者吸收减少，**活性减低**。

6. 四环素类药与钙剂、镁剂或铁剂合用，可形成**不溶性络合物**，使口服吸收率减少。两种药物服用时间应至少间隔 2 小时。

7. 四环素类药可致**肠道菌群失调**，轻者引起维生素缺乏，严重时可见由白色念珠菌和其他耐药菌引起的二重感染。

8. 四环素类药可引起牙齿永久性变色，牙釉质发育不良，并抑制**骨骼发育**，8 岁以下儿童禁用。

9. 米诺环素成人常用剂量：首次**200mg**，以后每次100mg，每 12 小时 1 次。

10. 使用盐酸米诺环素发生的其他非常罕见的严重事件包括 Stevens – Johnson 综合征和**中毒性表皮坏死松解症**。

11. 米诺环素可引起眩晕、耳鸣、共济失调伴恶心、呕吐等前庭功能紊乱，常发生于用**药3 日后**，女性多于男性。

12. 婴幼儿及年轻人在使用米诺环素后偶可出现**良性颅内压增高**。

13. 多西环素用于细菌性感染，成人口服用量：第一日**100mg**，每 12 小时 1 次。

14. 多西环素可抑制**血浆凝血酶原**的活性，所以接受抗凝治疗的患者需要调整抗凝药的剂量。

15. 多西环素不良反应：肝功能损害罕见；**肠道菌群失调**较四环素少见；药物在牙齿、骨骼的沉积较四环素轻。

第十节　林可霉素类抗菌药物

必背采分点

1. 林可霉素类抗菌药物是治疗**金黄色葡萄球菌**引起的急慢性骨髓炎及关节感染的首选药。

2. 克林霉素与杀菌剂（青霉素或万古霉素）联合用于治疗因链球菌或葡萄球菌释放毒素导致的**中毒性休克综合征**。

3. 林可霉素类药属于**时间依赖型**抗菌药物，给药原则一般应按每日分次给药，使 $\%T > MIC$ 达到 40% 以上，从而达到满意的杀菌效果。

4. 克林霉素的化学稳定性较好，对光稳定，口服后不被胃酸破坏，在胃肠道内迅速吸收，空腹口服的生物利用度为**90%**，进食不影响其吸收。

5. 由于克林霉素能主动转运进入多形核白细胞和巨噬细胞，故可以很好地**渗入脓肿**。

6. 林可霉素类药与氯霉素、**大环内酯类药**竞争细菌核糖体的结合部位而相互抵抗，不宜合用。

7. 林可霉素类药与氨苄西林、卡那霉素、苯妥英钠、巴比妥盐酸盐、氨茶碱、葡萄糖酸钙及**硫酸镁**可产生配伍禁忌。

8. 林可霉素类药不良反应少见**过敏反应**、皮疹、瘙痒等。

9. 林可霉素大剂量静脉快速滴注可引起血压下降、**心电图变化**，甚至心跳、呼吸停止。

10. 克林霉素用于链球菌属、葡萄球菌属及厌氧菌（包括脆弱拟杆菌、产气荚膜杆菌、放线菌等）所致的**中、重度感染**，如吸入性肺炎、脓胸、肺脓肿、骨髓炎、腹腔感染、盆腔感染及败血症等。

11. 克林霉素用法用量：成人每日**0.6～1.2g**，分2～4次肌内注射或静脉滴注；严重感染，一日可增至2.4g，分2～4次静脉滴注。

12. 克林霉素与抗蠕动止泻药、含白陶土止泻药合用，在疗程中甚至在疗程后数周有引起伴严重水样腹泻的**假膜性肠炎**的可能。

第十一节　糖肽类抗菌药物

必背采分点

1. 糖肽类抗菌药物与细菌细胞壁前体肽聚糖末端的

丙氨酰丙氨酸形成复合物，干扰**甘氨酸五肽**的连接，从而抑制细菌细胞壁的合成。

2. 糖肽类药为具有长 PAE 的时间依赖型杀菌剂，其 PK/PD 评价指数为 *AUC/MIC*。

3. 万古霉素对葡萄球菌属细菌的 PAE 为 1～2 小时，对于治疗耐甲氧西林金黄色葡萄球菌（MRSA）所致的下呼吸道感染时，应达到 *AUC/MIC≥400*。

4. 万古霉素可广泛分布于各种组织和体液中，主要经**肾脏**以原型药形式排泄。

5. 糖肽类抗菌药物与抗组胺药、布克利嗪、赛克力嗪、吩噻嗪类、噻吨类及**曲美苄胺**等合用时，可能掩盖耳鸣、头昏、眩晕等耳毒性症状。

6. 糖肽类抗菌药物不良反应偶见急性肾功能不全、**肾衰竭**、间质性肾炎、肾小管损伤、一过性血肌酐、尿素氮升高、过敏反应及过敏样症状（皮疹、瘙痒）、抗生素相关性腹泻。

7. 大剂量、长疗程、老年患者或肾功能不全者使用万古霉素或去甲万古霉素时，易发生**听力减退**，甚至耳聋。

8. 万古霉素成人静脉滴注用量：全身性感染，每 6 小时静脉滴注**0.5g 或 7.5mg/kg**，或每 12 小时静脉滴注 1g 或 15mg/kg。

9. 万古霉素与**氨基糖苷类**联合应用时需进行肾功能测定及血药浓度监测，以调整给药剂量或给药间期。

10. 万古霉素与碱性溶液有配伍禁忌，遇**重金属**可发生沉淀。

11. 万古霉素与**二甲双胍**合用，可减少二甲双胍的清除，从而使二甲双胍的血药浓度升高。

12. 万古霉素不宜肌内注射，静脉滴注时应尽量避免药液外漏，且应经常更换注射部位，滴注速度应缓慢，滴注时间至少在**60分钟以上**。

13. 替考拉宁可通过静脉注射或肌内注射给药，可通过3~5分钟推注或30分钟输液进行静脉给药。新生儿应采用**输液给药**。

14. 对于大多数**革兰阳性菌感染**，替考拉宁谷浓度应至少达到10mg/L〔采用高效液相色谱法（HPLC）测定〕或至少 15mg/L〔采用荧光偏振免疫测定法（FPIA）测定〕。

15. 替考拉宁与**环丙沙星**合用，增加癫痫发作的风险。

历年考题

【A型题】1. 治疗难辨梭状芽孢杆菌引起的假膜性肠炎，宜选择的药物是(　　)

A. 米诺环素   B. 万古霉素

C. 利奈唑胺   D. 阿奇霉素

E. 庆大霉素

【考点提示】B。万古霉素适应证：①耐药革兰阳性菌所致严重感染，特别是甲氧西林耐药葡萄球菌属（MRSA 及 MRCNS）、肠球菌属及青霉素耐药肺炎链球菌所致败血症、心内膜炎、脑膜炎、肺炎、骨髓炎等。②中性粒细胞减少或缺乏症合并革兰阳性菌感染患者。③青霉素过敏或经其他抗生素治疗无效的严重革兰阳性菌感染患者。④口服万古霉素可用于经甲硝唑治疗无效的艰难梭菌所致假膜性肠炎患者。

【X型题】2. 关于万古霉素合理使用的注意事项有(   )

A. 静脉滴速过快可引起红人综合征，滴注时间至少应在60分钟以上

B. 肾功能不全患者无需调整剂量

C. 与替考拉宁有交叉过敏反应

D. 万古霉素只能用葡萄糖注射液稀释

E. 老年患者或肾功能不全患者使用时易发生听力减退甚至耳聋

【考点提示】ACE。①万古霉素滴注速度过快会导致红人综合征，滴注速度应缓慢，滴注时间至少在60

分钟以上。②万古霉素有肾毒性，肾功能不全者需要调整维持剂量，有条件时应根据血药浓度监测结果调整剂量。③万古霉素与替考拉宁有交叉过敏反应，对万古霉素、去甲万古霉素和替考拉宁过敏者禁用。④万古霉素要先用 10mL 注射用水溶解，再加入至少 100mL 生理盐水或 5% 葡萄糖注射液稀释。⑤万古霉素有耳毒性。

第十二节　酰胺醇类抗菌药物

必背采分点

1. 临床应用的酰胺醇类药物有**氯霉素**及甲砜霉素。

2. 氯霉素一般对革兰阴性菌作用较革兰阳性菌**强**。

3. 敏感菌有肠杆菌科细菌（如大肠杆菌、产气肠杆菌、克雷伯菌、沙门菌等）及炭疽杆菌、**肺炎球菌**、链球菌、李斯特菌、葡萄球菌等。

4. 氯霉素可降低线粒体内膜上铁螯合酶的活性，抑制**血红蛋白**的合成，骨髓中红细胞内空泡形成而引起再生障碍性贫血。

5. 酰胺醇类临床主要用于治疗某些严重感染，是**敏感菌株**所致伤寒、副伤寒的选用药物，可用于治疗敏感菌引起的脑膜炎和眼部感染，与青霉素合用治疗需氧菌与厌氧菌混合感染的脑脓肿。

6. 与氯霉素抗菌作用机制相似的大环内酯类和**林可霉素类**抗生素，可替代或阻止氯霉素与细菌核糖体的 50S 亚基相结合，故两者同用可发生拮抗，不宜联用。

7. 氯霉素能拮抗**维生素 B_6**，增加机体维生素 B_6 需求量，它也可拮抗维生素 B_{12} 的造血作用，可导致贫血或周围神经炎的发生。

8. 氯霉素与秋水仙碱、保泰松和**青霉胺**等可抑制骨髓的药物同用，可增加毒性。

9. 酰胺醇类药物不良反应中，新生儿剂量达**140 ~ 160mg/（k·d）**，可致致死性的灰婴综合征。

10. 新生儿及哺乳期、妊娠期（尤其妊娠后期）妇女禁用**氯霉素**，可透过血 - 胎盘屏障，发生灰婴综合征。

11. 氯霉素成人口服用量：每日**1.5 ~ 3g**，分 3 ~ 4 次用。

12. 对肝功能不全者，氯霉素与葡糖醛酸的结合作用受损，致使未代谢的氯霉素浓度升高，易致**血液系统毒性反应**。

13. 氯霉素不宜肌内注射。**肌内注射**可引起剧烈疼痛，或可致坐骨神经麻痹而造成下肢瘫痪。

14. 氯霉素与降血糖药甲磺丁脲或口服抗凝药双香

豆素、华法林合用时，由于蛋白结合部位被置换，可增强其**降糖或抗凝**作用，需调整剂量。

15. 苯巴比妥、**利福平**等药酶诱导药与氯霉素合用时，可增加氯霉素代谢，降低其血药浓度。

16. 氯霉素严重的不良反应：①骨髓抑制；②再生障碍性贫血；③**灰婴综合征**；④肝毒性。

第十三节　喹诺酮类抗菌药物

必背采分点

1. 喹诺酮类是以**4-喹诺酮（或称吡酮酸）**为基本结构的合成类抗菌药。

2. 抗菌谱上，**第一代喹诺酮类**只对大肠杆菌、痢疾杆菌、克雷伯杆菌、少部分变形杆菌有抗菌作用。

3. 第二代喹诺酮类抗菌谱有所扩大，对肠杆菌属、枸橼酸杆菌、铜绿假单胞菌、沙雷杆菌也有一定抗菌作用。**吡哌酸**是主要应用品种。

4. 第三代的抗菌谱进一步扩大，对葡萄球菌等革兰阳性菌也有抗菌作用，对一些**革兰阴性菌**的抗菌作用则进一步加强。

5. 第四代的抗菌谱是目前为止最大的，对大部分**厌氧菌**、革兰阳性菌的抗菌活性也明显提高。

6. 环丙沙星对**需氧革兰阴性杆菌**抗菌活性尤其高。

7. 左氧氟沙星系氧氟沙星的左旋异构体，对大多数临床分离菌的抗菌活性为氧氟沙星的**2倍**，尤其对甲氧西林敏感葡萄球菌、溶血性链球菌、肺炎链球菌等的抗菌作用增强。

8. 耐甲氧西林葡萄球菌、洋葱伯克霍尔德菌、艰难梭菌对**莫西沙星**呈现耐药。

9. 碱性药物、抗胆碱药、H_2受体阻断剂均可降低**胃液酸度**而使喹诺酮类药物的吸收减少，应避免同服。

10. 喹诺酮类抑制**茶碱**代谢，与茶碱合用时，使茶碱血药浓度升高，出现毒性反应。

11. 喹诺酮类药物常见**胃肠道反应**（3% ~ 4%），如恶心、呕吐、不适、疼痛等。

12. 喹诺酮类可抑制**氨基丁酸**的作用，用后可降低癫痫发作阈值，致癫痫发作。

13. 环丙沙星成人口服用量：每日**0.5 ~ 1.5g**，分2~3次用。

14. 环丙沙星偶可引起**过敏性休克**、中毒性表皮松解症、渗出性多形性红斑，一旦发生需停药，并立即急救处理。

15. 环丙沙星偶见**光敏反应**发生，用药时应避免过度日光或人工紫外线照射。

16. 维生素 C、**氯化铵**等酸性药物，可减弱喹诺酮类抗菌作用，不宜合用。

17. 左氧氟沙星用于慢性支气管炎急性细菌性感染，成人口服用量：每日**400mg**，分 2 次服用，或每日 500mg，1 次顿服，疗程 7 日。

18. 肾功能不全患者应慎用左氧氟沙星，当肌酐清除率**<50mL/min**时需调整给药剂量，以免蓄积。

19. 左氧氟沙星不可与含镁、铝的抗酸药及含**铁**制剂和含锌的多种维生素制剂等合用，否则可干扰本品口服吸收。

20. 非甾体抗炎药与左氧氟沙星等喹诺酮类药合用，γ－氨基丁酸受抑，导致中枢神经系统兴奋，增加**癫痫**发作风险。

21. 莫西沙星成人口服用量及静脉给药剂量相同，均为每日 1 次，每次**400mg**。

22. 莫西沙星治疗感染疗程为：①急性细菌性鼻窦炎，疗程 10 日；②慢性支气管炎急性细菌性感染，疗程 5 日；③**社区获得性肺炎**，疗程 7～14 日；④单纯性皮肤及皮肤结构感染，疗程 7 日。

23. 莫西沙星常见的不良反应中，发生率≥3% 的有恶心、腹泻、**头晕**、干眼、视力敏锐度减退。

第十四节　硝基呋喃类抗菌药物

必背采分点

1. 硝基呋喃类药物是硝基环类药物的一种，其抗菌谱广，包括呋喃妥因、**呋喃唑酮**、呋喃西林等，国内临床应用主要为前两个品种。

2. 呋喃唑酮仅用于治疗难以根除的**幽门螺杆菌感染**。

3. 呋喃妥因对多数**大肠埃希菌**（包括产 ESBL 菌株）有良好抗菌作用，产气肠杆菌、阴沟肠杆菌、柠檬酸菌属、沙门菌属、志贺菌属、克雷伯菌属等肠杆菌科细菌的部分菌株对本品敏感性差异较大，大多呈中度耐药。

4. 呋喃妥因的抗菌活性不受脓液和组织分解产物的影响，在**酸性尿液**中的活性较强。

5. 呋喃妥因用于对其敏感的大肠埃希菌、肠球菌属、葡萄球菌属以及克雷伯菌属、肠杆菌属等细菌所致的**急性单纯性下尿路感染**，也可用于反复发作性尿路感染的预防。

6. 呋喃妥因用于成人无并发症尿路感染（肾功能正常）：口服给药，每次**50～100mg**，每 6 小时给药 1 次。

7. 呋喃妥因不良反应中以**消化道反应**最为常见，表现为恶心、呕吐、纳差和腹泻等。

8. 长期应用呋喃妥因**6 个月或以上**者可发生弥漫性间质性肺炎或肺纤维化，故不宜用于长期预防用药。

9. 呋喃妥因可诱发**伯氨喹敏感性溶血性贫血**，如发生溶血应立即停用。

10. 呋喃妥因避免与可引起外周神经痛的药物（如**甲硝唑**、司他夫定、去羟肌苷、利奈唑胺）同时使用。

第十五节　硝基咪唑类抗菌药物

必背采分点

1. 硝基咪唑类抗菌药物抗阿米巴原虫的机制为抑制其**氧化还原反应**，使原虫的氮链发生断裂。

2. 放线菌属、乳酸杆菌属、**丙酸杆菌属**对硝基咪唑类抗菌药多呈耐药。

3. 硝基咪唑类抗菌药物可增强**华法林**的作用，导致凝血酶原时间延长。

4. 甲硝唑、替硝唑与酒精合用可发生**双硫仑样**反应，奥硝唑对乙醛脱氢酶无抑制作用。

5. 硝基咪唑类抗菌药物不良反应偶见**外周神经痛**（长期使用时，通常是可逆的）；注射部位静脉炎；失眠；口炎。

6. 甲硝唑成人常用剂量：用于敏感的厌氧菌感染，口服或静脉给药，1 次**7.5mg/kg**，每 6～8 小时给药 1 次。

7. 美国儿科学会建议儿童慎用甲硝唑，建议服药后停止喂养**12～24 小时**，以便药物排出体外。

8. 替硝唑口服制剂用于厌氧菌感染：成人一日单剂 1g 顿服或**500mg**、每日 2 次，疗程 5～6 日或更长。

9. 替硝唑可干扰**丙氨酸氨基转移酶**、乳酸脱氢酶、三酰甘油、己糖激酶等的检测结果，使其测定值降至零。

10. 奥硝唑用于阿米巴虫病，口服制剂用量：①成人每次**500mg**，每日 2 次；②儿童每日 25mg/kg，分 2 次服用。

第十六节　磺胺类抗菌药

必背采分点

1. 甲噁唑与磺胺甲噁唑相比，对大肠埃希菌、流感嗜血杆菌、金黄色葡萄球菌的抗菌作用增强**4~8倍**，但耐药菌株仍多见。

2. **口服易吸收者**可用于治疗全身各系统感染的磺胺药，如磺胺甲噁唑、磺胺嘧啶、磺胺异噁唑、磺胺多辛等。

3. 磺胺药与**对氨基苯甲酸（PABA）**及衍生物（例如苯佐卡因、普鲁卡因、丁卡因）理论上具有拮抗作用，避免同时使用。

4. 磺胺药可增加磺酰脲类促胰岛素分泌药所致**低血糖风险**，同时使用时应密切监测。

5. 磺胺药不良反应常见胃肠道不适，如恶心、呕吐；皮疹和瘙痒（用药后 7~14 日）；**血肌酐假性升高**。

6. 应用磺胺药期间应**多饮水**，保持正常尿量，以防结晶尿和结石的发生，必要时亦可服碱化尿液的药物。

7. 葡萄糖－6－磷酸脱氢酶缺乏者应用磺胺药可发生**溶血**，该反应通常为剂量依赖性。

8. 磺胺药可自乳汁中分泌，乳汁中浓度可达母体血药浓度的**50%~100%**，药物可能对乳儿产生影响。

9. 复方磺胺甲噁唑用于肺孢子菌肺炎治疗：按甲氧苄啶**5mg/kg**计算口服或静脉给药每隔 8 小时给药一次，连续 21 日（必须以甲氧苄啶的剂量为准）。

10. 磺胺嘧啶用于治疗一般感染，成人口服常用量：

首剂**2g**，以后每次 1g，每日 2 次。

第十七节 其他抗菌药

必背采分点

1. 多黏菌素是一组碱性多肽类抗生素的总称，主要有 A、B、C、D 和 E 五种。常用的有多黏菌素 B（PMB）和**多黏菌素 E**。

2. 多黏菌素 B 常用剂型为硫酸多黏菌素 B，多黏菌素 E 常用剂型是硫酸黏菌素和**黏菌素甲磺酸盐（CMS）**。

3. 不建议多黏菌素**单独应用**，根据不同感染部位、不同病原菌及药敏情况联合其他抗菌药物。

4. 对于泛耐药（XDR）的不动杆菌、铜绿假单胞菌、肠杆菌导致的医院获得性肺炎/呼吸机相关性肺炎（HAP/VAP）患者，建议多黏菌素静脉联合**雾化吸入**治疗。

5. 硫酸多黏菌素 B 1mg 相当于**10000U**；多黏菌素 E 以黏菌素活性基质（CBA）计算剂量，1mg CBA = 2.4mg CMS；1mg CMS = 12500U CMS。

6. 用于肾功能正常患者，多黏菌素 E 负荷剂量为 5mg/kg CBA，最大剂量不超过**300mg CBA**，持续静脉输注 0.5 ~ 1 小时以上。

7. 对于多重耐药菌或广泛耐药菌感染引起的 HAP/VAP 患者，建议**雾化吸入**多黏菌素，多黏菌素 B 50mg 溶于 5mL 无菌注射用水中，每 12 小时一次。

8. 多黏菌素 B 稳态时 $AUC_{0~24h}$ 为 **50 ~ 100mg·h/L**，稳态血药浓度维持在 2 ~ 4mg/L；多黏菌素 E 稳态时 $AUC_{0~24h}$ 为 50mg·h/L，稳态血药浓度维持在 2mg/L。

9. 多黏菌素的主要不良反应是肾毒性和神经毒性，以**肾毒性**最常见，发生率小于 53%。

10. 发生肾毒性时**多黏菌素 E**需调整剂量，而多黏菌素 B 无需调整剂量，多数在停药后肾功能可恢复。

11. 多黏菌素与氨基糖苷类合用，可能增加**神经肌肉阻滞**风险。

12. 多黏菌素与**肾毒性药物**（如两性霉素 B、氨基糖苷类抗生素、西多福韦、膦甲酸）合用，可能增加肾毒性风险。

13. 磷霉素对革兰阳性和**革兰阴性需氧菌**具广谱抗菌作用。

14. 磷霉素与 β - 内酰胺类、氨基糖苷类、万古霉素、氟喹诺酮类等抗菌药联合使用具有**协同作用**，与其他抗菌药之间无交叉耐药和交叉过敏。

15. 磷霉素口服可用于治疗敏感菌所致急性单纯性

下尿路感染和**肠道感染**（包括细菌性痢疾）。

16. 单剂口服磷霉素氨丁三醇用于**单纯性下尿路感染**的治疗。

17. 磷霉素钠注射剂可用于治疗敏感菌所致**呼吸道感染**、尿路感染、皮肤软组织感染等。

18. 磷霉素钙盐口服用量：成人每日**2～4g**；儿童每日 50～100mg/kg，均分为 3～4 次服用。

19. 磷霉素静脉给药可引起**静脉炎**。

20. 磷霉素钠用于**血流感染**、重症肺炎、腹膜炎等感染时，需与其他抗生素如氨基糖苷类或 β－内酰胺类合用，可具协同抗菌作用。

21. 磷霉素与**甲氧氯普胺**同用时，可使口服磷霉素血药浓度降低，与其他胃肠动力药同用亦有可能发生类似情况，因此不宜与上述药物同用。

22. 利奈唑胺为抑菌剂，但对肺炎链球菌等链球菌属可呈现**杀菌**作用。

23. 利奈唑胺用于医院获得性肺炎，用量：成人和青少年（12 岁及以上）每隔 12 小时**600mg** 静脉滴注或口服，建议疗程（连续治疗天数）10～14 天。

24. 因利奈唑胺与 5－羟色胺类药物有潜在的相互作用，禁用于**类癌综合征**患者和（或）使用任何以下药物的患者：5－羟色胺再摄取抑制剂、三环类抗抑郁药、

5 – 羟色胺（5 – HT₁）受体阻断剂（阿米替林）、哌替啶或丁螺环酮。

25. 在应用利奈唑胺的患者中可出现**骨髓抑制**（包括血小板减少、贫血、白细胞减少和全血细胞减少），风险与疗程相关。

26. 应用利奈唑胺的疗程超过**28 日**的安全性未建立，疗程超过 28 日者发生周围神经病和视神经病变的可能性增加。

27. 利奈唑胺具有**轻度可逆**的、非选择性的单胺氧化酶抑制剂作用。

28. 利奈唑胺与肾上腺素能或**5 – 羟色胺类药物**合用有产生相互作用的可能。

29. 利奈唑胺用药期间应避免服用（食用）大量富含**酪胺**的食物或饮料，避免服用含盐酸伪麻黄碱的制剂。

30. 替加环素成人用药静脉滴注，推荐的给药方案为首剂**100mg**，然后每隔 12 小时 50mg。替加环素的静脉滴注时间应该每隔 12 小时给药一次，每次 30～60 分钟。

31. 替加环素常见不良反应为恶心、呕吐，通常发生于治疗的第**1～2 日**。大多数为轻至中度。

第十八节 抗结核分枝杆菌药

必背采分点

1. 根据药品的杀菌活性、临床疗效和安全性，将抗结核药品分为一线和二线抗结核药。一线药物主要包括**异烟肼**、利福平、吡嗪酰胺、乙胺丁醇。

2. 结核菌对异烟肼易产生**耐药性**，与其他抗结核药物合用后，可以明显地延缓或防止耐药菌的出现。

3. 异烟肼口服常规用量：成人每日**300mg**；儿童每日 5～10mg/kg，一日剂量不超过 300mg。

4. 肾功能严重减退者则需减量，以异烟肼服用后 24 小时的血药浓度不超过**1mg/L** 为宜。

5. 异烟肼用于肝功能不全：血清氨基转移酶正常值上限**≥3 倍**以上者应考虑停药。

6. 异烟肼可引起**肝损伤**，服药期间饮酒可使肝损伤的发生率增加。

7. 异烟肼不良反应中，变态反应包括发热、多形性皮疹、淋巴结病、脉管炎等，多发生在用药后**3～7 周**。

8. 含**铝剂抗酸药**可延缓并减少异烟肼口服后的吸收，使血药浓度减低，故应避免两者同时服用，或在口服抗酸剂前至少 1 小时服用异烟肼。

9. 异烟肼可抑制**卡马西平**的代谢，使其血药浓度增高，引起毒性反应；卡马西平则可诱导异烟肼的微粒体代谢，使具有肝毒性的中间代谢物增加。

10. 异烟肼与对乙酰氨基酚合用时，由于异烟肼可诱导肝细胞色素 P450，使前者形成毒性代谢物的量增加，可增加肝毒性及**肾毒性**。

11. 利福平在**低浓度**时抑菌，高浓度时杀菌。

12. 利福平常与异烟肼联合应用，单用利福平极易产生**耐药性**，1 个月耐药发生率 10%，3 个月 67%，6 个月可高达 100%。

13. 用于治疗结核病时利福平是**短程化疗方案**的重要组成部分，常与其他抗结核药联合用于各种类型结核病的治疗。

14. 利福平口服用量：成人每日**0.45～0.6g**，顿服；1 个月以上婴儿每日 10～20mg/kg，顿服，每日量不超过 0.6g。

15. 利福平用于肝功能不全者常需要减少剂量，一日不超过**8mg/kg**。

16. 利福平不良反应中，**肝毒性**为主要不良反应，表现为转氨酶升高，肝大，严重时伴有黄疸，胆道梗阻者更易发生。

17. 利福平可能引起白细胞和**血小板计数减少**，并导致齿龈出血和感染、伤口愈合延迟等。

18. **对氨水杨酸盐**可影响利福平的吸收，导致利福平血药浓度减低；患者服用对氨水杨酸盐和利福平时，两药之间至少相隔 6 小时。

19. 利福平与**乙硫异烟胺**合用可加重其肝脏不良反应。

20. 利福平可增加**苯妥英钠**在肝脏中的代谢，故二者合用时应测定苯妥英钠血药浓度并调整用量。

21. **吡嗪酰胺**对静止期缓慢生长或巨噬细胞内及干酪病灶内的结核菌有杀灭作用。

22. 吡嗪酰胺口服用量：每日 25～30mg/kg，成人每日常用量 1.5g，间歇疗法可增至每日 2g，顿服。成人每日剂量不超过**2.5g**。

23. 吡嗪酰胺不良反应最常见者为**肝脏损害**，如血清转氨酶升高，甚或出现黄疸，均应停药并进行积极保肝治疗。

24. 吡嗪酰胺不良反应往往与药物剂量有明显关系，每日剂量达**2～3g**时，肝损害明显。

25. 乙胺丁醇适应证：与其他抗结核药联合治疗**结核分枝杆菌**所致的肺结核和肺外结核，亦可用于非结核分枝杆菌病的治疗。

26. 乙胺丁醇成人口服常用量：结核初治，**15mg/kg**，顿服；或一次口服 25 ~ 30mg/kg，最高 2.5g（10片），1 周 3 次；或 50mg/kg，最高 2.5g（10片），1 周 2 次。

27. 乙胺丁醇不良反应中，球后视神经炎发生率较高，每日剂量**25mg/kg** 以上时易发生。

28. 乙胺丁醇与**乙硫异烟胺**合用可增加不良反应。

历年考题

【A 型题】导致视神经炎的抗结核药是( )

  A. 利福平　　　　　　　B. 利福喷丁

  C. 乙胺丁醇　　　　　　D. 哌嗪酰胺

  E. 对氨基水杨酸钠

【考点提示】C。在乙胺丁醇不良反应中，球后视神经炎发生率较高，每日剂量 25mg/kg 以上时易发生。

第十九节　抗真菌药

必背采分点

1. 两性霉素 B 去氧胆酸盐具抑菌或杀菌作用，取决于**药物浓度**和真菌的敏感性。

2. 由于两性霉素 B 的明显毒性，故本品主要用于诊断已经确立的**深部真菌病**（如获培养或组织学真菌检查阳性则更佳），不宜用于皮肤、黏膜真菌感染，如免疫功能正常者的口腔念珠菌病、阴道念珠菌病和食道念珠菌病。

3. 两性霉素 B 成人常用剂量：开始静脉滴注时先试以 1～5mg 或按体重每次 0.02～0.1mg/kg 给药，以后根据患者耐受情况每日或隔日增加 5mg，当增至每次 0.6～0.7mg/kg 时即可停止递增，此为**一般治疗量**。

4. 两性霉素 B 成人最高每日剂量不超过**1mg/kg**，每日或隔 1～2 日给药 1 次，累积总量 1.5～3.0g 或以上，疗程 1～3 个月，也可长至 6 个月，视病情及疾病种类而定。

5. 两性霉素 B 用于肾功能不全患者时，当治疗累积剂量**大于4g**时可引起不可逆性肾功能损害。

6. 两性霉素 B 输注相关不良反应：通常发生在给药后**15～20 分钟**，亦可发生在静滴过程中或静滴结束后，表现为寒战、高热、严重头痛、全身不适，有时可出现血压下降、眩晕等。

7. 两性霉素 B 快速静脉滴注可导致**低血压**、低血钾、心律失常和休克，因此应避免快速静脉滴注。

8. 两性霉素 B 治疗如中断**7 日以上者**，需重新自小剂量（0.25mg/kg）开始逐渐增加至所需量。

9. 两性霉素 B 所致的低钾血症可增强潜在的**洋地黄毒性**，两者同用时应严密监测血钾浓度和心脏功能。

10. 氨基糖苷类、环孢素、卷曲霉素、多黏菌素、万古霉素等肾毒性药物与两性霉素 B 同用时可增强其**肾毒性**。

11. 吡咯类抗真菌药包括咪唑类和**三唑类**。

12. 三唑类抗真菌药包括**氟康唑**、伊曲康唑、伏立康唑、泊沙康唑和艾沙康唑等。

13. 氟康唑具广谱抗菌作用，对多数**新型隐球菌分离株**具抗菌作用；通常对念珠菌属中的白念珠菌、热带念珠菌和近平滑念珠菌具抗菌作用。

14. 氟康唑适用于治疗成年患者的下列真菌感染：隐球菌性脑膜炎；球孢子菌病；**侵袭性念珠菌病**；黏膜念珠菌病，包括口咽、食道念珠菌病，念珠菌尿及慢性皮肤黏膜念珠菌病；口腔卫生或局部治疗效果不佳的慢性萎缩型口腔念珠菌病（义齿性口炎）。

15. 氟康唑适用于治疗足月新生儿、婴儿、幼儿、儿童和青少年（0~17 岁）黏膜念珠菌病（口咽、食管）、**侵袭性念珠菌病**、隐球菌性脑膜炎；预防免疫受损患者的念珠菌感染。

16. 氟康唑可用作维持治疗，预防复发风险高的**儿童患者隐球菌性脑膜炎**复发。

17. 氟康唑用于隐球菌性脑膜炎的治疗，静脉滴注用量：负荷剂量第 1 日 400mg，每日 1 次；维持剂量**200 ~ 400mg**，每日 1 次；疗程通常至少为 6 ~ 8 周，危及生命感染的每日剂量可增至 800mg。

18. 氟康唑不良反应发生率为 10% ~ 16%，主要为**胃肠道反应**。

19. 氟康唑可增强华法林的抗凝作用，致凝血酶原时间延长，可发生**出血性不良反应**（皮下瘀血、鼻衄、胃肠道出血、血尿和黑便等）。

20. 氟康唑与**利福平**共用时，可使本品药时曲线下面积减少 25%，半衰期缩短 20%。两者共用时应考虑增加本品的剂量。

21. 伊曲康唑胶囊剂适应证：外阴阴道念珠菌病；花斑癣、**皮肤真菌病**、真菌性角膜炎和口腔念珠菌病；由皮肤癣菌和（或）酵母菌引起的甲真菌病。

22. 伊曲康唑胶囊用于外阴阴道念珠菌病：剂量为 0.2g（2 粒），每日 1 次或 0.2g（2 粒），每日 2 次。疗程 3 日或 1 日。

23. 伊曲康唑十分常见的不良反应包括恶心、呕吐、高甘油三酯血症、**低钾血症**和肝转氨酶水平的升高。

24. 胃酸降低时可影响伊曲康唑的吸收。接受**碱性药物**（如氢氧化铝）治疗的患者服用本品时，两者至少间隔 2 小时。

25. 伏立康唑适应证：①**侵袭性曲霉病**。②非中性粒细胞减少患者的念珠菌血症。③对氟康唑耐药的念珠菌引起的严重侵袭性感染（包括克柔念珠菌）。④由足放线病菌属和镰刀菌属引起的严重感染。

26. 伏立康唑主要用于进展性、可能威胁生命的**真菌感染患者**的治疗。

27. 伏立康唑片剂应在餐前或餐后 1 小时服用；静脉制剂应**静脉滴注**给药，不可静脉推注，每次滴注 ≤ 3mg/kg 剂量的时间应为 1~2 小时，滴注速度不可超过每小时 3mg/kg。

28. 在使用伏立康唑治疗前或治疗期间应监测**血电解质**，如存在低钾血症、低镁血症和低钙血症等电解质紊乱应予以纠正。

29. 伏立康唑用于成人及青少年：无论是静脉滴注或是口服给药，第 1 日均应给予**负荷剂量**，使其血浓度尽快达稳态浓度。

30. 伏立康唑可以使**西罗莫司**的血浓度显著增加，禁止同时服用这两种药物。

31. 伏立康唑大约30%的用药者曾出现过视觉减弱

或增强、**视物模糊**、色觉改变或畏光。视觉障碍通常为轻度，罕有导致停药者，是自限性和可逆的。

32. 不可与伏立康唑联用的药品：依非韦伦（400mg，每日 1 次）、利托那韦（400mg，每隔 12 小时给药 1 次）、圣约翰草、**利福平**、苯巴比妥、司可巴比妥、异戊巴比妥。

33. **卡泊芬净**治疗免疫功能正常及免疫缺陷动物白色念珠菌和烟曲霉感染模型，具有良好疗效。

34. 卡泊芬净静脉滴注，应静脉缓慢输注 1 小时以上。成人（18 岁及以上）首日负荷剂量**70mg**，继以 50mg 每日 1 次。

35. 卡泊芬净常见的实验室检查异常有**血清氨基转移酶**、胆红素、碱性磷酸酶、血肌酐、血尿素氮升高，血钾、红细胞压积和血红蛋白降低。

36. 卡泊芬净可致**他克莫司**血药浓度升高，两者共用时应监测他克莫司的血药浓度，并调整他克莫司的剂量。

37. 氟胞嘧啶适用于敏感念珠菌或（和）**隐球菌**所致严重感染的治疗，如念珠菌所致的败血症、心内膜炎和尿路感染；隐球菌脑膜炎和肺部感染，本品治疗有效。

38. 氟胞嘧啶治疗播散性真菌病时通常与**两性霉素**

B 联合应用，因单独应用时易致真菌耐药性的发生。

39. 氟胞嘧啶口服及静脉滴注用量：每日**100 ～ 150mg/kg**，口服，分 4 次；静脉滴注分 2 ～ 4 次给药，成人一般每次 2.5g（1%，250mL），静滴速度 4 ～ 10mL/min。

40. 氟胞嘧啶常见不良反应为恶心及腹泻，与给药剂量有关，发生率约**6%**，亦可有呕吐、腹痛等。

41. 损害肾小球滤过的药物可使氟胞嘧啶**半衰期延长**。

第十章　抗病毒药

第一节　抗疱疹病毒药

必背采分点

1. 核苷类抗疱疹病毒药物**伐昔洛韦**为阿昔洛韦的 L–缬氨酸酯，属前药，口服后在肝脏水解为阿昔洛韦。

2. 伐昔洛韦对水痘带状疱疹病毒（VZV）、单纯疱疹病毒（HSV）、EBV病毒、巨细胞病毒（CMV）均有较强的抑制作用，生物利用度比阿昔洛韦高**3~4.5倍**。

3. 膦甲酸钠直接作用于**核酸聚合酶**的焦磷酸结合部位，非竞争性抑制病毒DNA聚合酶，阻断病毒复制，对CMV、HSV、EBV、水痘–带状疱疹病毒（VZV）、人类疱疹病毒（HHV）–8等有较强抑制作用。

4. **膦甲酸钠**主要用于对核苷类药物耐药或过敏的疱疹病毒感染者，也可用于AIDS患者的疱疹病毒感染。

5. 泛昔洛韦与丙磺舒或其他由肾小管主动排泄的药

物合用时，可能导致血浆中**喷昔洛韦**浓度升高，与其他由醛类氧化酶催化代谢的药物可能发生相互作用。

6. **阿糖腺苷**用于治疗疱疹病毒感染所致的口炎、皮炎、脑炎及巨细胞病毒感染。

7. 阿糖腺苷肌内注射或静脉注射用量：临用前，每瓶加 2mL 灭菌 0.9% 氯化钠溶液溶解后注射，缓慢静脉注射或遵医嘱；成人每次**5~10mg/kg**，每日 1 次。

8. 阿糖腺苷不良反应偶见血小板减少或**骨髓巨细胞增多**现象，停药后可自行恢复，为可逆性。

9. 别嘌呤醇可加重阿糖腺苷对神经系统的毒性，不宜与**别嘌呤醇**合用。

10. 当阿糖腺苷剂量超过**10mg/（kg·d）**时，可见食欲不振、头晕、耳鸣、全身乏力、恶心等反应。

11. 阿昔洛韦静脉滴注，每次滴注时间应在**1 小时**以上。

12. 阿昔洛韦成人常用量：重症生殖器疱疹初治每次**5mg/kg**，每日 3 次，每隔 8 小时滴注 1 次，共 5 日。

13. 静脉滴注**2 小时**后应给患者充足的水分，防止药物沉积于肾小管内。

14. 阿昔洛韦与干扰素或甲氨蝶呤（鞘内）合用，可能引起**精神异常**，应慎用。

15. 新生儿不宜以含**苯甲醇**的稀释液配制滴注液，

否则易引起致命性的综合征。

16. **更昔洛韦**用于预防和治疗危及生命或视觉的受巨细胞病毒感染的免疫缺陷患者，以及预防与巨细胞病毒感染有关的器官移植患者。

17. 更昔洛韦治疗巨细胞病毒视网膜炎：诱导治疗剂量为**5mg/kg**，静脉输注 1 小时以上，每隔 12 小时一次，持续 14 ~ 21 天。

18. 更昔洛韦不良反应较多，除胃肠系统反应如腹泻、腹痛、吞咽困难、食管念珠菌病等外，尚有血液和淋巴系统反应和**全身反应**，淋巴结病、发热、念珠菌病、注射部位感染、脓毒血症等。

19. **膦甲酸钠**适应证：①艾滋病（AIDS）患者巨细胞病毒性视网膜炎；②免疫功能损害患者耐阿昔洛韦单纯疱疹病毒性皮肤黏膜感染。

20. 膦甲酸钠静脉滴注。艾滋病（AIDS）患者巨细胞病毒性视网膜炎（肾功能正常）：诱导治疗，推荐初始剂量为**60mg/kg**，每隔 8 小时一次，静滴时间不得少于 1 小时，根据疗效连用 2 ~ 3 周。

21. 膦甲酸钠不良反应多见，包括局部刺激如**注射部位静脉炎**，生殖泌尿道刺激症状或溃疡。

22. 为减低膦甲酸钠的肾毒性，使用以前及使用期间患者应**水化**，静脉输液（5% 葡萄糖或 0.9% 氯化钠溶

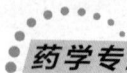

液）量为每日 250mL，并可适当使用噻嗪类利尿药。

23. 膦甲酸钠不能与静注喷他脒联合使用，以免发生**低钙血症**。

历年考题

【B 型题】（1~2 题共用备选答案）

A. 昔多福韦 　　B. 喷昔洛韦

C. 伐昔洛韦 　　D. 泛昔洛韦

E. 伐更昔洛韦

1. 口服后在肝脏水解为阿昔洛韦而发挥抗疱疹病毒作用的药物是（　　）

2. 口服后在肠道和肝脏水解为更昔洛韦而发挥抗疱疹病毒作用的药物是（　　）

【考点提示】C、E。核苷类抗疱疹病毒药物伐昔洛韦为阿昔洛韦的 L–缬氨酸酯，属前药，口服后在肝脏水解为阿昔洛韦。伐更昔洛韦为更昔洛韦的前药，口服后在肠道和肝脏中水解为更昔洛韦，发挥相同的抗病毒作用，其口服生物利用度是更昔洛韦的 10 倍。

第二节　抗流感病毒药

必背采分点

1. 在使用减毒活流感疫苗**2 周内**不应服用奥司他韦，在服用磷酸奥司他韦 48 小时内不应使用减毒活流感疫苗。

2. 金刚烷胺与**抗胆碱药**合用可增加抗胆碱不良反应的危险。

3. 金刚烷胺、金刚乙胺常见**腹痛**、头晕、高血压或体位性低血压、产后泌乳。

4. 奥司他韦适应证：①用于成人和 1 岁及以上儿童的甲型和**乙型流感治疗**。②用于成人和 13 岁及以上青少年的甲型和乙型流感的预防。

5. 奥司他韦在成人和 13 岁以上青少年的推荐口服剂量是每次**75mg**，每日 2 次，连续 5 日。

6. **金刚乙胺**可用于成人甲型流感的防治以及儿童甲型流感的预防，临床用于预防亚洲 - Ⅱ型流感病毒感染。不推荐用于儿童甲型流感的治疗。

7. 金刚乙胺口服用量：10 岁以上，**300mg/d**，可 1~2 次给药，连续 8~10 日。

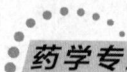

8. 金刚乙胺不良反应其他尚有呕吐、噩梦、焦虑、**充血性心力衰竭**、共济失调、白细胞减少等。

9. 其他抗帕金森药、抗组胺药、吩噻嗪类或三环类抗抑郁药与金刚乙胺合用，可增强**抗胆碱作用**。

10. 金刚乙胺与中枢神经兴奋药合用可增强中枢神经的兴奋作用，严重者可引起惊厥或**心律失常**等不良反应。

第三节　抗反转录病毒药

必背采分点

1. **依非韦伦**是 CYP3A4 的诱导剂，与该药合并用药时，可能降低 CYP3A4 底物的其他化合物的血浆浓度。

2. 达芦那韦/利托那韦不应与**利福平**联合使用，因同服可引起达芦那韦血浆浓度的明显降低，导致达芦那韦疗效丧失。

3. 去羟肌苷适应证：本品与其他抗病毒药物联合使用，用于治疗 **I 型 HIV**（人免疫缺陷病毒）感染。

4. 去羟肌苷口服用量：成人推荐剂量按体重和每日 1 次、每日 2 次的治疗方案。体重 ≥60kg，每次**200mg**，每日 2 次；或每次 400mg，每日 1 次。体重 <60kg，每

次 125mg，每日 2 次；或每次 250mg，每日 1 次。

5. 去羟肌苷不良反应：除抗反转录病毒治疗药物常见不良反应外，治疗中可能会产生致命或非致命的胰腺炎、**乳酸性酸中毒**、脂肪变性重度肝肿大、视网膜改变和视神经炎。

6. 去羟肌苷与对胰腺有毒性的药物合用会增加**胰腺毒性**。

7. **司他夫定**适应证：本品适用于 HIV（人免疫缺陷病毒）感染者的联合用药。

8. 司他夫定口服用法用量：用药间隔为**12 小时**，每日 2 次给药。成人剂量：体重≥60kg，每次 40mg；体重 <60kg，每次 30mg。

9. 司他夫定 15% ~ 21% 的患者会出现**外周神经症状**，另外常出现的不良反应有过敏反应、消化道反应，低于 1% 的病例出现胰腺炎，另有其他抗反转录病毒治疗药物常见不良反应如贫血、白细胞缺乏症等发生。

10. **齐多夫定**会竞争性抑制司他夫定的磷酸酰化，因此禁止与齐多夫定联合用药。

11. **阿巴卡韦**用于与抗反转录病毒药物联合治疗人类免疫缺陷病毒（HIV）的感染。

12. 阿巴卡韦成人和 12 岁以上青少年口服用量：推荐剂量为每日**600mg**。这一剂量可按每次 300mg，每日 2

次或 600mg，每日 1 次服用。

13. 阿巴卡韦<u>超敏反应（HSR）</u>是阿巴卡韦治疗的常见不良反应，出现超敏反应后再次开始阿巴卡韦治疗，可导致症状在数小时内迅速复发。

14. 阿巴卡韦在体外显示与奈拉韦平和齐多夫定联合应用时有**协同作用**。

15. <u>奈韦拉平</u>适用于治疗 HIV－1（人类免疫缺陷病毒）感染，应与其他抗 HIV－1 药物联合用药。

16. 奈韦拉平成人口服用量：每次**200mg**，每日 1 次，连续 14 日（这一导入期的应用可以降低皮疹的发生率）；之后改为每次 200mg，每日 2 次，并同时使用至少两种以上的其他抗 HIV－1 药物。

17. 奈韦拉平不良反应常见<u>皮疹</u>。

18. 奈韦拉平不能与<u>酮康唑</u>同时用药。合用奈韦拉平会降低口服避孕药（包括一些激素类避孕品）的血浆浓度，也会增加肝代谢而降低美沙酮的血浆浓度。

19. 茚地那韦建议与批准的<u>抗逆转录病毒制剂</u>（如核苷类和非核苷类反转录酶抑制剂）合用治疗成人的 HIV－1 感染。

20. 茚地那韦成人口服用量：推荐剂量为每隔 8 小时口服<u>**800mg**</u>（通常给予 2 粒 400mg 胶囊）。

21. 茚地那韦不能与特非那定、西沙比利、阿司咪唑、三唑仑、**咪达唑仑**、匹莫齐特或麦角衍生物同时服用。

22. 茚地那韦不能与匹莫齐特、**利福布汀**、利福平、伊曲康唑、钙通道阻滞剂合用，避免产生药物代谢的相互作用。

历年考题

【A 型题】茚地那韦属于（　　　）

A. 抗人类免疫缺陷病毒（HIV－1）药

B. 广谱抗病毒药

C. 抗流感病毒药

D. 抗乙肝病毒药

E. 抗疱疹病毒药

【考点提示】A。茚地那韦适用于治疗成人及儿童 HIV－1 感染。本品建议与批准的抗逆转录病毒制剂（如核苷类和非核苷类反转录酶抑制剂）合用治疗成人的 HIV－1 感染。也可单独应用治疗临床上不适宜用核苷或非核苷类反转录酶抑制剂治疗的成年患者。

第四节　抗肝炎病毒药

必背采分点

1. **核苷（酸）类药物（NAs）** 是慢性乙型肝炎（CHB）患者抗病毒治疗的主要选择，具有疗效强、总体安全性和耐受性良好、服用方便等优势。

2. **恩替卡韦** 适用于病毒复制活跃，血清丙氨酸氨基转移酶（ALT）持续升高或肝脏组织学显示有活动性病变的慢性成人乙型肝炎的治疗。

3. 恩替卡韦成人和 16 岁及以上的青少年口服用量：每次 **0.5mg**，每日 1 次。

4. 替诺福韦酯适应证：①治疗 **慢性乙肝** 成人和 ≥12 岁的儿童患者。②与其他抗反转录病毒药物联用，治疗成人 HIV 感染。

5. 替诺福韦酯用于慢性乙肝治疗，口服用量：每次 **300mg（一片）**，每日 1 次，不受饮食影响。

6. **替比夫定** 用于有病毒复制证据以及有血清转氨酶（ALT 或 AST）持续升高或肝组织活动性病变证据的慢性乙型肝炎成人患者。

7. 替比夫定口服用量：推荐剂量为每次 **600mg**，每日 1 次，不受进食影响。

8. 聚乙二醇干扰素 α2a 是聚乙二醇（PEG）与重组干扰素 α2a（以下称普通干扰素）结合形成的**长效干扰素**。

9. 聚乙二醇干扰素 α2a 适应证：①慢性乙型肝炎。②慢性丙型肝炎，最好与**利巴韦林**联合使用。

10. 聚乙二醇干扰素 α2a 用于慢性乙型肝炎患者时皮下注射的推荐剂量为每次**180μg**，每周 1 次，共 48 周，腹部或大腿皮下注射。

11. 聚乙二醇干扰素 α2a 可中度抑制 CYP1A2 的活性。如果同时使用本品和茶碱，应监测**茶碱**血清浓度并适当调整茶碱用量。

12. 索磷布韦维帕他韦用于治疗成人**慢性丙型肝炎病毒（HCV）感染**。

13. 索磷布韦维帕他韦口服用量：推荐剂量为每次**1片**，每日 1 次，随食物或不随食物服用。

14. 索磷布韦维帕他韦不良反应：**头痛**、疲劳和恶心是在接受 12 周药物治疗的患者中报告的十分常见（发生率≥10%）的不良反应。

15. 索磷布韦维帕他韦与**胺碘酮**合用可出现严重的心动过缓，不建议与胺碘酮合用。

16. P－糖蛋白（P－gp）诱导剂和中至强效

CYP3A4 诱导剂可降低索磷布韦维帕他韦的血药浓度。

17. 利巴韦林适用于呼吸道合胞病毒引起的**病毒性肺炎**与支气管炎、皮肤疱疹病毒感染、肝功能代偿期的慢性丙型肝炎患者。

18. 利巴韦林用于病毒性呼吸道感染，口服用量：成人每次**0.15g**，每日 3 次，连续 7 日。

19. 利巴韦林最主要的不良反应是**溶血性贫血**，其他不良反应有疲倦、头痛、皮疹、瘙痒、味觉异常、听力异常表现等。

历年考题

【A 型题】 主要用于治疗呼吸道合胞病毒感染的药物是（　　）

    A. 拉米夫定 　　　　B. 更昔洛韦

    C. 阿德福书酯 　　　D. 利巴韦林

    E. 奥司他韦

【考点提示】 D。本题考查利巴韦林适应证。利巴韦林适用于呼吸道合胞病毒引起的病毒性肺炎与支气管炎、皮肤疱疹病毒感染、肝功能代偿期的慢性丙型肝炎患者。

第十一章　抗寄生虫药

第一节　抗疟药

必背采分点

1. 青蒿素易透过血-脑屏障进入脑组织，故对**脑型疟**有效。

2. 抗凝药与奎宁合用后，**抗凝**作用可增强。

3. 奎尼丁与奎宁合用，"**金鸡纳**"反应可增加。

4. 当奎宁或氯喹剂量超过**1g/d**时，可致"金鸡纳"反应；葡萄糖-6-磷酸脱氢酶缺乏者服用伯氨喹可发生急性溶血型贫血。

5. 双氢青蒿素为青蒿素的衍生物，适用于各种类型疟疾的症状控制，尤其是对抗氯喹恶性及**凶险型疟疾**有较好疗效。

6. 双氢青蒿素口服用量：每日 1 次，连续 5 或 7 日，成人 1 日**60mg**，首次加倍。

7. 蒿甲醚为青蒿素的衍生物，适用于各型疟疾，但主要用于**抗氯喹恶性疟**治疗和凶险型恶性疟的急救。

8. 蒿甲醚肌内注射成人常用量：首剂**160mg**，第2日起1日1次，每次80mg，连续5日。

9. 奎宁用于治疗耐氯喹和耐多种药物虫株所致的恶性疟，也可用于治疗**间日疟**。

10. 奎宁用于治疗耐氯喹虫株引起的恶性疟时，口服成人用量：1日**1.8g**，分3次服用，疗程14日。

11. **乙胺嘧啶**对原发性红细胞外期疟原虫有抑制作用，是较好的病因性预防药。

12. 伯氨喹毒性反应较其他抗疟药为高，易发生疲倦、**头晕**、恶心等反应。

13. 使用乙胺嘧啶大剂量连续服用，如25mg/d连续1个月以上可出现**叶酸缺乏**的症状。

14. 伯氨喹主要用于根治**间日疟**和控制疟疾传播。

15. 伯氨喹口服成人常用量：按伯氨喹计，根治间日疟每日**3片**，连服7日。用于杀灭恶性疟配子体时，每日2片，连服3日。

16. 葡萄糖－6－磷酸脱氢酶缺乏、系统性红斑狼疮及**类风湿关节炎**患者禁用伯氨喹。

17. 乙胺嘧啶主要用于疟疾的预防，也可用于治疗**弓形虫病**。

18. 乙胺嘧啶口服用量：成人预防用药，应于进入疫区前**12周**开始服用，一般宜服至离开疫区后 6 ~ 8 周，1 周服 4 片。

19. 乙胺嘧啶大剂量治疗弓形虫病时可引起**中枢神经系统毒性反应**并可干扰叶酸代谢。

20. 磺胺多辛血浓度不应超过**200μg/mL**，如超过此浓度，不良反应发生率增高，毒性增强。

21. 磺胺多辛不能与**对氨基苯甲酸**及对氨苯甲酰基的局麻药如普鲁卡因、苯佐卡因、丁卡因等合用，两者相互拮抗。

22. 磺胺多辛过敏反应较为常见，可表现为**药疹**，严重者可发生渗出性多形红斑、剥脱性皮炎和大疱表皮松解萎缩性皮炎等。

23. 使用氨苯砜治疗初期，部分患者可发生药疹，严重者表现为剥脱性皮炎，如有发热、淋巴结肿大及肝、肾功能损害和单核细胞增多，称为"**氨苯砜综合征**"。

24. 磺胺多辛可与**乙胺嘧啶**联合，用于预防和治疗耐氯喹的脑型疟疾（恶性疟疾）。

25. 磺胺多辛用于成人一般感染，口服用量：首剂为**1 ~ 1.5g**，以后每次 0.5 ~ 1g，每隔 4 ~ 7 日 1 次。

26. 每次服用磺胺多辛时应饮用足量水分（约

240mL），**餐前 1 小时或餐后 2 小时服用**，服用期间也应保持充足进水量，使成人一日尿量至少维持在1200/1500mL。

27. 氨苯砜与其他抑制麻风药联合用于由麻风分枝杆菌引起的各种类型麻风和疱疹样皮炎的治疗，也可与**甲氧苄啶**联合治疗肺孢；三者联合用于预防间日疟。

28. 氨苯砜用于预防疟疾，口服用量：本品**100mg**与乙胺嘧啶 12.5mg 联合，顿服，每隔 7 日服药 1 次。

29. 氨苯砜禁用于对本品及磺胺类药物过敏者、**严重肝功能损害和精神障碍者**。

30. 氨苯砜在临床使用时应随访检查血常规计数、**葡萄糖－6－磷酸脱氢酶（G－6－PD）测定**、肝功能试验、肾功能测定。

第二节　抗肠蠕虫药

必背采分点

1. 吡喹酮常见的不良反应有头昏、头痛、恶心、**腹痛**、腹泻、乏力、四肢酸痛等。

2. 哺乳期妇女于服吡喹酮期间，直至停药后**72 小时内**不宜哺乳。

3. **吡喹酮**适用于各种血吸虫病、华支睾吸虫病、肺吸虫病、姜片虫病以及绦虫病和囊虫病。

4. 吡喹酮用于成人囊虫病，口服用量：每日**20mg/kg**，体重＞60kg者以60kg计量，分3次服用，连续10日为1个疗程，间隔3~4个月。

5. 三氯苯达唑用于6岁及以上儿童及成人用于**人肝吸虫病**的治疗。

6. 三氯苯达唑推荐剂量为**10mg/kg**，餐后顿服，服用量可重复给药一次，必须间隔12小时。

7. 三氯苯达唑服药后可出现**腹痛**、呕吐、出汗、恶心、食欲减退、头痛、荨麻疹、腹泻、肌肉骨骼性胸痛和瘙痒等不良反应，还可致 Q – T 间期延长。

8. 重度感染的**盘尾丝虫病**患者，在接受单剂乙胺嗪、伊维菌素后，可出现急性炎症反应综合征（Mazzotti反应），表现为发热、心动过速、低血压、淋巴结炎和眼部炎症反应，多由微丝蚴死亡引起。

9. 乙胺嗪用于治疗班氏丝虫、马来丝虫和罗阿丝虫感染，也用于盘尾丝虫病。对前三者一次或多次治疗后可根治，但对**盘尾丝虫病**，因本品不能杀死成虫，故不能根治。

10. 乙胺嗪口服用于治疗罗阿丝虫病，口服用量：初期小剂量，每次按体重**2mg/kg**，每日3次，连服2~

3 周，必要时间隔 3～4 周可复治。

11. 在重度罗阿丝虫感染者采用乙胺嗪治疗后可发生脑病和<u>视网膜出血</u>等。

12. 伊维菌素主要用于治疗盘尾丝虫病和**类圆线虫病**及钩虫、蛔虫、鞭虫、蛲虫感染。

13. 伊维菌素用于成人类圆线虫病，口服用量：对类圆线虫病的推荐剂量是**0.2mg/kg**，用水送服，通常情况下无需加量，但需随访以保证根治。

14. **哌嗪**用于肠蛔虫病，蛔虫所致的不全性肠梗阻和胆道蛔虫症绞痛的缓解期，也可用于蛲虫感染。

15. 枸橼酸哌嗪，驱蛔虫成人常用量每次**3～3.5g**，睡前顿服，连服 2 日。儿童每日 100～160mg/kg，1 日量不超过 3g，连服 2 日。

16. 哌嗪与**氯丙嗪**同用有可能引起抽搐，故应避免合用。

17. 噻嘧啶用于**蛔虫**、钩虫、蛲虫或混合感染。

18. 噻嘧啶用于驱蛔虫，口服用量：成人常用量每次**10mg/kg**，顿服，连服 1～2 日；儿童每日 10mg/kg，睡前顿服，连服 2 日。

19. 噻嘧啶服用后可引起恶心、**眩晕**、腹痛，偶有呕吐、腹泻、畏寒等。

20. 甲苯咪唑和**阿苯达唑**是治疗蛔虫病、蛲虫病、钩虫病和鞭虫病的首选药。

21. 阿苯达唑不宜与**西咪替丁**、吡喹酮、地塞米松、利托那韦、苯妥英、卡马西平、苯巴比妥类并用。

22. 甲苯咪唑发生的不良反应常见有**胃肠道反应**。

23. 阿苯达唑口服用量：2 岁以上儿童及成人每次**400mg**，2 岁以上儿童单纯蛲虫、单纯轻度蛔虫感染每次 200mg，仅服 1 次（1 次即为 1 疗程）。

24. 甲苯咪唑用于治疗**蛲虫**、蛔虫、鞭虫、十二指肠钩虫、粪类圆线虫和绦虫单独感染及混合感染。

25. 甲苯咪唑用于蛲虫病，口服用量：单剂**200mg**，顿服。此病易再感染，最好在用药 2 周和 4 周后分别重复用药 1 次。

26. 左旋咪唑用于驱钩虫，口服用量：**1.5 ~ 2.5mg/kg**，每晚 1 次，连服 3 日。

27. 驱绦虫药氯硝柳胺能**抑制绦虫细胞内线粒体的氧化磷酸化过程**，高浓度时可抑制虫体呼吸并阻断对葡萄糖的摄取，从而使之发生变质；本品对虫卵无杀灭作用。

28. 氯硝柳胺用于人体和动物绦虫感染，为治疗**牛带绦虫**、短小膜壳绦虫、阔节裂头绦虫等感染的良好药物。对猪带绦虫亦有效，但服药后有增加感染囊虫病的可能性。

29. 氯硝柳胺用于驱牛带绦虫和猪带绦虫，口服用量：空腹，嚼碎后服下。成人常用量，1 次**1g**，隔 1 小时再服 1g，2 小时后导泻，并可进食。儿童体重 10 ~ 35kg，使用 1g；体重 <10kg，使用 0.5g。

30. 氯硝柳胺不良反应偶见乏力、头晕、胸闷、**胃肠道功能紊乱**、发热、瘙痒等。

31. 氯硝柳胺用以治疗猪带绦虫时，在服药前加服**镇吐药**，服药后 2 小时服硫酸镁导泻，以防节片破裂后散出的虫卵倒流入胃及十二指肠内，造成自体感染囊虫病的危险。

32. 三苯双脒对多种肠道寄生虫有驱除作用，对**钩虫皮下组织的超微结构**破坏严重，导致细胞核消失或破坏、线粒体消失，对其肠管中心层线粒体等结构均有破坏，产生驱虫作用。

33. 三苯双脒口服用量：①钩虫感染，**0.4g**，顿服；②蛔虫感染，0.3g，顿服。

第三节　抗原虫药

必背采分点

1. 甲硝唑、替硝唑有抗滴虫和抗阿米巴原虫作用，也广泛地应用于**抗厌氧菌感染**。为治疗阴道滴虫病的首选药物。

2. 双碘喹啉用于治疗轻型或无明显症状的**阿米巴痢疾**，治愈率约为80%。

3. 双碘喹啉与依米丁、甲硝唑联用，对**急性阿米巴痢疾**及较顽固病例可达根治效果。

4. 双碘喹啉临床只适用于轻症慢性阿米巴痢疾或无症状的带包囊者。因此对**肠内阿米巴、无症状的肠阿米巴（带包囊状态）**可为首选。

5. 双碘喹啉禁用于对碘过敏患者；**甲状腺肿大患者**；严重肝肾疾病患者。

6. 双碘喹啉成人口服用量：每日3次，每次**0.4～0.6g**，连服14～21日。

7. 双碘喹啉最主要的不良反应为**腹泻**，但不常见，一般在治疗第2、3日开始，不需停药，数日后即可自动消失；还可出现恶心、呕吐。

8. 双碘喹啉治疗期间可使蛋白结合碘的水平**增高**，故能干扰某些甲状腺功能试验。

9. 葡萄糖酸锑钠用于**黑热病**病因治疗。

10. 葡萄糖酸锑钠肌内或静脉注射用量：成人每次**1.9g（6mL）**，每日1次，连用6～10日；或总剂量90～130mg/kg（以50kg为限），等分6～10次，每日1次。

11. 葡萄糖酸锑钠禁用于肺炎、肺结核及**严重心、肝、肾功能不全患者**。

12. 葡萄糖酸锑钠不良反应为用药后期可出现**心电图改变**。

第十二章 抗肿瘤药

第一节 直接影响 DNA 结构和功能的药物

必背采分点

1. 破坏 DNA 的烷化剂分为**氮芥类、塞替派类、亚硝脲类、甲磺酸酯类**等，常用药品包括氮芥、环磷酰胺、赛替派、白消安、替莫唑胺等。

2. 烷化剂可以损害任何细胞增殖周期的 DNA，因此它属于**细胞增殖周期非特异性抑制剂**。

3. 肿瘤细胞产生耐药性是由于自身 DNA 修复功能、限制化疗药进入细胞、增加化疗药从细胞中排出、细胞内灭活药物和 **DNA 受损后缺乏细胞凋亡机制**等原因所致。

4. 肝药酶诱导剂如巴比妥类、糖皮质激素、别嘌醇及氯霉素等对**环磷酰胺**的代谢、活性和毒性均有影响，合用时应注意。

5. 选用司莫司汀进行化疗时，应避免同时联合其他对骨髓功能抑制较强的药物。塞替派可增加血尿酸水平，为控制高尿酸血症可给予**别嘌醇**。

6. 塞替派与尿激酶同时应用，可增加塞替派治疗**膀胱癌**的疗效，尿激酶为纤维蛋白溶酶原的活化剂，可增加药物在肿瘤组织中的浓度。

7. 由于服用**白消安**可增加血尿酸及尿尿酸水平，因此对原合并痛风或服本品后血尿酸增加的患者，可服适量的抗痛风药。若服白消安的同时或曾于短期内用过其他抑制骨髓的药物或放射治疗者，可酌情减量。

8. 在烷化剂的不良反应中，骨髓功能抑制表现在**白细胞计数、血小板、红细胞计数和血红蛋白下降**。

9. 在烷化剂的不良反应中，口腔黏膜反应常见症状有**咽炎、口腔溃疡、口腔黏膜炎**。

10. 出血性膀胱炎是泌尿系统毒性的表现，使用**异环磷酰胺及大剂量环磷酰胺**时会出现，这是由于代谢物丙烯醛所致。

11. 烷化剂的禁忌有对药物过敏者、妊娠及哺乳期妇女、严重肝肾功能不全患者、**骨髓功能抑制者、感染患者、肝肾功能不全患者**。

12. 环磷酰胺主要用于**恶性淋巴瘤**、急性或慢性淋巴细胞白血病、多发性骨髓瘤、乳腺癌、睾丸肿瘤、卵巢癌、肺癌、头颈部鳞癌、鼻咽癌、神经母细胞癌、横纹肌肉瘤及骨肉瘤。

13. 慎用环磷酰胺的情况有**骨髓功能抑制者**及有痛风病史、肝功能不全、感染、肾功能不全、肿瘤细胞浸润骨髓、泌尿道结石史、曾接受过化疗或放射治疗者。

14. 环磷酰胺可以使血清胆碱酯酶减少，血尿酸及尿尿酸水平增加；当肝肾功能损害、骨髓转移或既往曾接受多程化放疗时，环磷酰胺的剂量应减少至治疗量的 **1/3 ~ 1/2**。

15. 塞替派主要用于**乳腺癌、卵巢癌**、癌性体腔积液的腔内注射、膀胱癌的局部灌注、胃肠道肿瘤。

16. 联合使用活疫苗或减毒疫苗，**塞替派**的免疫抑制作用消退前请勿给药。对塞替派有严重超敏反应者禁用，严重骨髓抑制，严重肝肾功能损害。

17. 塞替派对酸不稳定，不能**口服**，且在胃肠道中吸收较差，必须静脉或肌内注射。

18. 替莫唑胺主要用于**多形性胶质母细胞瘤或间变性星形细胞瘤**。

19. 替莫唑胺使用禁忌：对替莫唑胺胶囊或达卡巴嗪（DTIC）过敏者、**妊娠期妇女**、严重骨抑制的患者。

20. 破坏 DNA 的铂类化合物，常用药品包括**顺铂、卡铂、奥沙利铂、奈达铂**等。

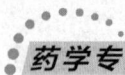

21. 顺铂与**氨基糖苷类抗菌药物**、两性霉素 B 或头孢噻吩等合用，有肾毒性叠加作用。

22. 甲氨蝶呤及博来霉素主要由**肾脏**排泄，顺铂所致的肾损害会延缓上述两种药物的排泄，导致肾毒性增加。

23. 顺铂与丙磺舒合用，可致**高尿酸血症**。

24. 顺铂与氯霉素、呋塞米或依他尼酸合用，可增加本品的**耳毒性**。

25. 抗组胺药可掩盖**顺铂**所致的耳鸣、眩晕等症状。

26. 尽量避免卡铂与可能损害肾功能的药物如**氨基糖苷类抗菌药物**同时使用。

27. 铂类化合物的典型不良反应有消化道反应（恶心、呕吐、腹泻）、**肾毒性、耳毒性、神经毒性、低镁血症**等，也可出现骨髓功能抑制、过敏反应。

28. 奥沙利铂的神经毒性（包括感觉周围神经病）是剂量依赖性的，累积量超过 $800mg/m^2$ 时，部分患者可导致永久性感觉异常和功能障碍。

29. 铂类化合物的使用禁忌：对铂类化合物有过敏史者，有严重骨髓抑制、**出血性肿瘤**、严重肾功能不全者及妊娠期、哺乳期妇女。

30. 顺铂主要用于**小细胞与非小细胞癌**、睾丸癌、卵巢癌、宫颈癌、子宫内膜癌、前列腺癌、膀胱癌、黑色素瘤、肉瘤、头颈部肿瘤及各种鳞状上皮癌和恶性淋巴瘤。

31. 顺铂仅能由静脉、动脉或腔内给药。通常采用静脉滴注给药，**给药前 2～16 小时和给药后至少 6 小时内**，必须进行充分水化治疗。

32. 奥沙利铂用于经氟尿嘧啶治疗失败后的结肠癌、直肠癌转移患者，可单独或联合**氟尿嘧啶**使用。

33. 奥沙利铂的临床用药注意：①**妊娠期及哺乳期妇女禁用**。②禁忌：对奥沙利铂或其他铂类化合物过敏者。③当出现白细胞计数 $\leq 2 \times 10^9/L$ 或血小板 $\leq 50 \times 10^9/L$，应推迟下一周期用药，直到恢复正常；应给予预防性或治疗性的止吐用药；静脉滴注期间不可食用冷食和饮用冷水，并避免接触冰冷的物体。为减低神经毒性可口服维生素 B_1、B_6 和烟酰胺等。

34. 卡铂主要用于**卵巢癌**、小细胞癌、非小细胞肺癌、头颈部磷癌、食管癌、精原细胞瘤、膀胱癌、间皮瘤等。

35. 卡铂的临床用药禁忌：对含铂的化合物、甘露醇，或包含甘露醇的制剂过敏者，严重的骨髓功能抑制者，**严重出血的患者**。

36. 破坏 DNA 的抗生素类抗肿瘤药有**丝裂霉素和博来霉素**。丝裂霉素的作用机制与烷化剂相同，博来霉素

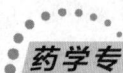

可使 DNA 单链断裂而抑制肿瘤细胞的增殖。

37. *丝裂霉素*与<u>利血平、氯丙嗪</u>合用，均使后者作用加强或延长。

38. *丝裂霉素*与<u>他莫昔芬</u>合用，可增加溶血性尿毒症的发生危险。

39. *丝裂霉素*与<u>多柔比星</u>合用，可增加心脏毒性。

40. 对于非霍奇金淋巴瘤，用**博来霉素**与其他细胞毒药物（甲氨蝶呤、多柔比星、环磷酰胺、长春新碱和地塞米松）联合使用，可使发生急性可逆性肺部反应风险增大，故应谨慎和严密监测。

41. 博来霉素与<u>长春新碱</u>合用时，应注意观察其交叉抗药性。

42. *丝裂霉素*主要用于**胃癌**、结肠及直肠癌、肺癌、胰腺癌、肝癌、宫颈癌、宫体癌、乳腺癌、头颈区肿瘤、膀胱肿瘤。

43. *丝裂霉素*的用法用量：①静脉注射：每次**6 ~ 8mg**，以氯化钠注射液溶解后静脉注射，1 周 1 次。也可每次 10 ~ 20mg，每 6 ~ 8 周重复治疗。②动脉注射：剂量与静脉注射同。③腔内注射：每次 6 ~ 8mg。

44. *丝裂霉素*临床应用禁忌：<u>**水痘或带状疱疹患者禁用**</u>；用药期间禁用活病毒疫苗接种和避免口服脊髓灰质炎疫苗。

45. 博来霉素主要用于**皮肤恶性肿瘤**、头颈部肿瘤（颌癌、舌癌、唇癌、咽部癌、口腔癌等）、肺癌（尤其是原发和转移性鳞癌）、食管癌、恶性淋巴瘤（网状细胞肉瘤、淋巴肉瘤、霍奇金淋巴瘤）、子宫颈癌、神经胶质瘤、甲状腺癌。

46. 肌内、皮下注射博来霉素的用量：每次**15～30mg**，溶于 0.9% 氯化钠注射液 5mL 中使用。如于病变周边皮下注射，以不高于 1mg/mL 浓度为宜；肌内注射应避开神经，注射局部可发生硬结，应不断更换注射部位。

47. 博来霉素临床应用禁忌：对本品过敏者；**水痘患者**；白细胞计数低于 2.5×10^9/L 者。

48. 拓扑异构酶抑制剂分为**拓扑异构酶 I 抑制剂和拓扑异构酶 II 抑制剂**。

49. 拓扑异构酶 I 抑制剂的代表药有**伊立替康、拓扑替康、羟喜树碱**；拓扑异构酶 II 抑制剂的代表药有**依托泊苷、替尼泊苷**。

50. 伊立替康与洛莫司汀、多柔比星、顺铂、依托泊苷、氟尿嘧啶等并用，可**增强抗肿瘤作用**。

51. 依托泊苷与**阿糖胞苷、环磷酰胺、卡莫司汀**有协同作用。

52. **依托泊苷**有明显的骨髓功能抑制作用，与其他抗肿瘤药联合应用，可能加重骨髓抑制的不良反应。

53. 伊立替康禁用于对本品过敏者、**慢性肠炎或肠梗阻者**、胆红素超过正常值上限 1.5 倍者、严重骨髓功能衰竭者、妊娠及哺乳期妇女。

54. 依托泊苷禁用于**骨髓功能抑制者**，白细胞计数和血小板明显减少者，心、肝、肾功能不全严重者，妊娠期妇女。

55. 羟喜树碱主用于**原发性肝癌**、胃癌、膀胱癌、直肠癌、头颈部上皮癌及白血病。

56. 羟喜树碱的用法用量：静脉注射，每次 5 ~ 10mg，1 周 2 ~ 3 次，1 疗程**60 ~ 120mg**。

57. 羟喜树碱的临床应用注意：用药期间严格监测血常规；静脉给药时外渗会引起局部疼痛及炎症；本品仅限应用 0.9% 氯化钠注射液稀释，**不宜用葡萄糖等酸性溶液溶解和稀释**。

58. 拓扑替康主要用于**小细胞肺癌**，晚期转移性卵巢癌经一线化疗失败者。

59. 依托泊苷主要用于治疗**小细胞及非小细胞肺癌**、恶性淋巴瘤、恶性生殖细胞瘤、白血病、神经母细胞瘤、横纹肌肉瘤、卵巢瘤、胃癌及食管癌。

60. 依托泊苷口服的用量：单用每日 60 ~ 100mg/m²，**连用 10 日**，每 3 ~ 4 周重复。联合化疗每日 50mg/m²，连用

3 或 5 日。

历年考题

【A 型题】用药时需关注肺毒性的药物是（　　）

A. 柔红霉素　　　　B. 长春新碱

C. 紫杉醇　　　　　D. 博来霉素

E. 氟他胺

【考点提示】D。对于非霍奇金淋巴瘤，用博来霉素与其他细胞毒药物联合使用，可使发生急性可逆性肺部反应风险增大，故应谨慎和严密监测。

第二节　干扰核酸生物合成的药物（抗代谢药）

必背采分点

1. 抗代谢药主要用于治疗**急性白血病和恶性淋巴瘤**，也用于治疗一些实体瘤如乳腺癌、胃肠道癌、绒毛膜上皮癌、骨肉瘤等。

2. 氟尿嘧啶与**甲氨蝶呤**合用可产生协同作用。应先给予甲氨蝶呤，4~6 小时后再给予氟尿嘧啶。

3. 氟尿嘧啶与**四氢叶酸**合用时，可降低氟尿嘧啶毒性，提高氟尿嘧啶疗效。应当先给予四氢叶酸，再用氟尿嘧啶。

4. 氟尿嘧啶与西咪替丁合用，本品的**首关效应**降低。

5. 氟尿嘧啶用药期间不宜饮酒或同用**阿司匹林类药**，以减少消化道出血的可能。

6. 甲氨蝶呤为抗叶酸类抗肿瘤药，与具有**抗叶酸作用**的氨苯蝶啶、乙胺嘧啶等药物同用，可使甲氨蝶呤的毒副作用增加。

7. **糖皮质激素**可升高甲氨蝶呤血浆浓度而加重毒性反应，两药联用应减少甲氨蝶呤用量。两药长期联用时可引起膀胱移行细胞癌，应定期检查尿常规。

8. 抗代谢药的典型不良反应和禁忌：①不良反应：恶心、呕吐、腹泻、口腔及胃肠溃疡、骨髓功能抑制、脱发。②禁忌：**伴水痘或带状疱疹者**、衰弱患者、妊娠初期3个月内妇女、恶病质或并发感染及心、肺、肝、肾功能不全者。

9. 氟尿嘧啶主要用于**消化道肿瘤**、绒毛膜上皮癌、乳腺癌、卵巢癌、肺癌、宫颈癌、膀胱癌及皮肤癌。

10. 尿嘧啶禁忌用于**衰弱患者**。

11. 卡培他滨主要用于结肠癌辅助化疗、**结直肠癌**、

乳腺癌、胃癌。

12. 卡培他滨片剂应在**餐后 30 分钟**内用水整片吞服，不得压碎或切割。

13. 在卡培他滨治疗期间以及末次给药后**2 周**应停止哺乳，妊娠期妇女慎用。

14. 卡培他滨禁用于**已知二氢嘧啶脱氢酶（DPD）缺陷的患者**，不应与索立夫定或其类似物（如溴夫定）同时给药。

15. 阿糖胞苷主要用于**急性淋巴细胞及非淋巴细胞白血病**的诱导缓解期及维持巩固期，慢性粒细胞白血病的急变期。本品亦适用于恶性淋巴瘤。

16. 阿糖胞苷成人常用量：①诱导缓解，每次 2mg/kg（或 1～3mg/kg），每日 1 次，**连用 10～14 日**，如无明显不良反应，剂量可增大至每次 4～6mg/kg；②完全缓解后改用维持治疗量，每次 1mg/kg，每日 1～2 次，皮下注射，连用 7～10 日。

17. 阿糖胞苷以苯甲醇作为溶剂，禁用于**儿童肌内注射**。

18. 甲氨蝶呤肌内注射或静脉滴注的用量：①成人，用于急性白血病，每次**10～30mg**，1 周 1～2 次。②儿童，诱导剂量每日 3.2mg，维持剂量 15～20mg/m^2，1 周 2 次，或视骨髓情况而定。

19. 甲氨蝶呤临床应用禁忌：对甲氨蝶呤或本品中任一成分有已知过敏症的患者；**有严重肝肾功能不全的患者**；有酒精中毒或酒精性肝病的患者；有明显的或实验室检查证实的免疫缺陷综合征患者；已存在血液系统损伤的患者，如骨髓发育不全、白细胞计数减少、血小板计数减少或贫血；有严重急性或慢性感染的患者；有消化性溃疡病或溃疡性结肠炎的银屑病患者；甲氨蝶呤治疗过程中不可接种活疫苗；接受中枢神经系统放疗的患者不应同时接受甲氨蝶呤鞘内注射。

20. 吉西他滨主要用于非小细胞肺癌、**胰腺癌**、乳腺癌。

21. 吉西他滨静脉滴注的用量：每次**1000mg/m^2**，滴注 30 分钟，每周 1 次，连续 3 周，休息 1 周，每 4 周重复 1 次。

22. 吉西他滨临床应用禁忌：对吉西他滨或任何辅料高度过敏的患者；吉西他滨与放射治疗同时联合应用（由于辐射敏化和发生严重肺及食道纤维样变性的危险）；在严重肾功能不全的患者中联合应用**吉西他滨与顺铂**。

23. 培美曲塞主要用于非小细胞肺癌、**恶性胸膜间皮瘤**。

24. 培美曲塞联合顺铂用于治疗恶性胸膜间皮瘤的

推荐剂量为**每 21 日 500mg/m²**，滴注 10 分钟；顺铂的推荐剂量为 75mg/m²，滴注超过 2 小时。应在培美曲塞给药结束 30 分钟后再给予顺铂滴注。

25. 培美曲塞临床应用禁忌：对培美曲塞或该制剂中其他任何成分有严重过敏史者禁用；禁忌同时接种**黄热病疫苗**。

26. 替吉奥主要用于**不能切除的局部晚期或转移性胃癌**。

27. 替吉奥胶囊停药后，如需要服用其他的氟尿嘧啶类抗肿瘤药或氟胞嘧啶抗真菌药，必须有至少**7 日**的洗脱期。

第三节 干扰转录过程和阻止 RNA 合成的药物（作用于核酸转录药物）

📖 **必背采分点**

1. 蒽环类抗肿瘤抗生素常用药品有**柔红霉素、多柔比星、表柔比星、吡柔比星**等。

2. 蒽醌类抗肿瘤抗生素的毒性主要是**骨髓抑制和心脏毒性**，心脏毒性可能是由于醌环被还原成半醌自由基，诱发了脂质过氧化反应，引起心肌损伤。

3. 多柔比星与各种**骨髓抑制剂**，特别是亚硝脲类、大剂量环磷酰胺、甲氨蝶呤、丝裂霉素配伍使用，或用药同时进行放射治疗，一次性剂量与总剂量均应酌减。

4. 多柔比星与 β 受体阻断剂合用，可能**增加心脏毒性**。

5. 多柔比星与柔红霉素、长春新碱和放线菌素 D 呈现**交叉耐药性**。

6. 柔红霉素与有心脏毒性和作用于心脏的药物如氧烯洛尔合用，可**加重心脏毒性**，应在治疗过程中特别监测心功能。

7. 使用柔红霉素期间，接种活疫苗将增加活疫苗所致感染的危险。用药期间及化疗停止后的**3 ~ 6 个月**内，禁止接种病毒活疫苗。

8. 蒽环类抗肿瘤药的急性毒性反应有**恶心、呕吐、腹泻、注射部位局部反应、红尿**。

9. 蒽环类抗肿瘤药的迟发毒性反应有**骨髓抑制、心脏毒性、胃炎、脱发**。

10. 多柔比星主要用于急性白血病、淋巴瘤、软组织和骨肉瘤、儿童恶性肿瘤及成人实体瘤，尤其用于**乳腺癌和肺癌**。

11. 多柔比星用法用量：静脉注射、静脉滴注或动脉冲入，临用前加注射用水溶解，浓度为 2mg/mL。成人，静脉注射。①**单药 50~60mg/m²，3~4 周 1 次**；或每日 20mg/m²，连续应用 3 日，停用 2~3 周后重复。②联合用药为 40mg/m²，3 周 1 次；或 25mg/m²，1 周 1 次，连续 2 周，3 周重复。总剂量一般不宜超过 400mg/m²。

第四节　抑制蛋白质合成与功能的药物（干扰有丝分裂）

必背采分点

1. 抑制蛋白质合成与功能的药物包括 3 种：①微管蛋白活性抑制药：长春碱类，如长春新碱、长春碱、长春地辛、长春瑞滨；紫杉烷类，如紫杉醇、紫杉醇脂质体、白蛋白结合型紫杉醇、多西他塞。②干扰核糖体功能的药物：高三尖杉酯碱类，如三尖杉酯碱、高三尖杉酯碱。③影响氨基酸供应的药物：**L-门冬酰胺酶**。

2. 长春碱（VLB，长春花碱）及长春新碱（VCR）为夹竹桃科植物长春花所含的**生物碱**。

3. 长春碱类作用机制为与微管蛋白结合，**抑制微管聚合**，从而使纺锤丝不能形成，细胞有丝分裂停止于中期，属细胞周期特异性药物，主要作用于 M 期细胞。

4. 紫杉醇是由**短叶紫杉醇或我国红豆杉的树皮**中提

取的有效成分。

5. 紫杉醇类能促进**微管聚合**，同时抑制微管的解聚，从而使纺锤体失去正常功能，细胞有丝分裂停止。

6. 三尖杉酯碱和高三尖杉酯碱是从三尖杉属植物的枝、叶和树皮中提取的生物碱，可抑制蛋白质合成的起始阶段，并**使核糖体分解**，释出新生肽链，但对 mRNA 或 tRNA 与核糖体的结合无抑制作用，属细胞周期非特异性药物，对 S 期细胞作用明显。

7. 长春新碱与吡咯系列抗真菌剂（伊曲康唑）合用可增加肌肉神经系统的副作用。如发现有副作用，应进行**减量、暂停或停药**等适当处理。

8. 伊曲康唑有阻碍**肝细胞色素 P450 酶**的作用，长春新碱通过肝细胞色素 P4503A 代谢，合用可使长春新碱代谢受抑制。

9. **长春新碱**与苯妥英钠合用，降低苯妥英钠吸收。

10. 长春新碱与铂类药物同用，可能**增强第Ⅷ对脑神经障碍**。

11. 长春新碱与 L－天冬酰胺酶合用，可能**增强神经系统及血液系统的障碍**。为将毒性控制到最小，可将硫酸长春新碱在 L－天冬酰胺酶给药前 12～24 小时以前使用。

12. 紫杉醇与顺铂同时使用时，顺铂可使其清除率降低约 1/3，若使用顺铂后再给**紫杉醇**，可产生更为严重的骨髓抑制。

13. 紫杉醇与**多柔比星**合用，研究表明先给本药 24 小时持续滴注，再给阿霉素 48 小时持续滴注，可明显降低阿霉素的清除率，加重中性粒细胞减少和口腔炎。

14. 苯妥英可通过**诱导细胞色素 P450** 而降低紫杉醇作用。

15. 长春碱类的常见不良反应主要包括**骨髓抑制、神经毒性、消化道反应**、脱发以及注射局部刺激等，长春新碱对外周神经系统毒性较大。

16. 紫杉醇类的常见不良反应主要包括骨髓抑制、神经毒性、心脏毒性和**过敏反应**。紫杉醇的过敏反应可能与赋形剂聚氧乙基蓖麻油有关。多西他赛不良反应相对较少。

17. 三尖杉酯碱类的常见不良反应主要包括**骨髓抑制、消化道反应、脱发**等，偶有心脏毒性等。

18. L－门冬酰胺酶的常见不良反应有**消化道反应**等，偶见过敏反应，应做皮试。

19. 长春新碱主要用于**急性白血病、急性和慢性淋巴细胞白血病**、恶性淋巴瘤、生殖细胞肿瘤、小细胞肺癌、尤文肉瘤、肾母细胞瘤、神经母细胞瘤、乳腺癌、消化道癌、黑色素瘤和多发性骨髓瘤。

20. 长春新碱输注时应**避免日光直接照射**。治疗结束后应定期检查血常规、肝肾功能，注意观察心律、肠鸣音及腱反射等。

21. 长春瑞滨主要用于**非小细胞肺癌、乳腺癌患者**。

22. 长春瑞滨临床应用常见不良反应有骨髓抑制、贫血、恶心、呕吐、腹泻、口腔炎、便秘、乏力、发热、失眠、**感觉神经障碍、运动神经障碍**、头晕、头痛、视力障碍、脱发、高血压、呼吸困难、皮肤反应、排尿困难。

23. 紫杉醇主要用于**卵巢癌、乳腺癌**、非小细胞肺癌、头颈癌、食管癌、精原细胞瘤、复发非霍奇金淋巴瘤及与艾滋病相关性卡波西肉瘤。

24. 紫杉醇临床应用不良反应主要为脱发、骨髓抑制、感染、**贫血、呼吸困难、皮肤过敏反应**、血压下降、神经系统症状、脱水、发热。

25. 紫杉醇临床应用时，应在治疗前 12 小时及 6 小时口服**地塞米松 20mg**，治疗前 30～60 分钟肌内注射**苯海拉明 50mg** 并静脉注射**西咪替丁 300mg 或雷尼替丁 50mg** 预防过敏反应。

26. 多西他赛主要用于**局部晚期或转移性乳腺癌**、局部晚期或转移性非小细胞肺癌，即使是在以顺铂为主的化疗失败后也可使用。

27. 多西他赛用法用量：静脉滴注，推荐剂量为

75mg/m² 滴注 1 小时，每 3 周 1 次。

28. 高三尖杉酯碱主要用于急性非淋巴细胞白血病、**骨髓增生异常综合征**、慢性粒细胞白血病和真性红细胞增多症。

29. 高三尖杉酯碱临床应用常见不良反应有骨髓抑制、**心脏毒性**、低血压、厌食、恶心、呕吐。

第五节　调解体内激素平衡的药物

必背采分点

1. 具有抗肿瘤效果的激素类药物主要分为抗雌激素类、抗雄激素类、促黄体激素激动剂，常用药品包括**托瑞米芬、他莫昔芬**、来曲唑、阿那曲唑、氟他胺、亮丙瑞林、戈舍瑞林等。

2. 激素类抗肿瘤药的作用机制通常认为是通过特异性与**激素受体**结合而发挥作用的。

3. 抗雌激素类药分为**雌激素受体阻断剂和芳香氨酶抑制剂**。

4. 雌激素受体阻断剂主要包括**他莫昔芬和托瑞米芬**。

5. 芳香氨酶抑制剂主要包括**来曲唑和阿那曲唑**。

6. 孕激素类主要包括**甲羟孕酮及甲地孕酮**，主要适应证为乳腺癌、子宫内膜癌、前列腺癌、肾癌，也可用于改善晚期肿瘤患者的恶病质。

7. 抗雄激素类药的代表药为**氟他胺**。

8. 天然的促黄体激素释放激素（LHRH）可以促使垂体分泌**促黄体生成素（LH）和促卵泡激素（FSH）**，二者具有促进卵巢合成雌激素的作用。

9. 抗雌激素类药物常见的不良反应为面部潮红、多汗、**子宫出血**、白带增多、疲劳、恶心、皮疹、瘙痒、头晕、抑郁等。

10. 氟他胺的主要不良反应系因治疗过程中**雄激素作用减少**所致，包括男性乳房女性化、乳房触痛、溢乳等，减少剂量或停药后症状消失。

11. 他莫昔芬主要用于**复发转移乳腺癌**、乳腺癌术后转移的辅助治疗和子宫内膜癌的治疗。

12. 他莫昔芬的口服用量：每次**10～20mg**，每日2次。

13. 他莫昔芬临床应用时，应该密切监测**有血栓栓塞性事件高风险妇女**；任何接受他莫昔芬的患者如果报告出现异常的阴道出血，应该立即进行检查。

14. 来曲唑主要用于**雌激素或孕激素受体阳性的绝经后早期乳腺癌患者**的辅助治疗，或已经接受他莫昔芬辅助治疗 5 年、绝经后、雌激素或孕激素受体阳性早期乳腺癌患者的辅助治疗，治疗绝经后（自然绝经或人工诱导绝经）、雌激素受体阳性、孕激素受体阳性或受体状况不明的晚期乳腺癌患者。

15. 来曲唑用法的口服用量：每次 **2.5mg**，每日 1 次。

16. 依西美坦用法用量：治疗早期和晚期乳腺癌患者的推荐剂量为每次 25mg，每日 1 次，**餐后服用**。

17. 依西美坦临床应用常见不良反应包括厌食、失眠、抑郁状态、**腕管综合征**、潮热、恶心、呕吐、便秘、消化不良、腹泻、出汗增多、皮疹、脱发、关节和肌肉骨骼痛、骨质疏松、疲劳、疼痛、外周性水肿等。

18. 氟他胺用于以前未经治疗或对激素控制疗法无效或失效的**晚期前列腺癌患者**，它可被单独使用（睾丸切除或不切除）或与促黄体生成激素释放激素（LHRH）激动剂合用。

19. 氟他胺治疗局限性前列腺癌症的口服推荐剂量为每次 **250mg**，每日 3 次，间隔 8 小时。如果还使用 LHRH 激动剂，本品应与 LHRH 激动剂同时用药或提前 24 小时用药。

20. 在氟他胺治疗期间，应减少**抗凝血药**的服用剂量。

21. 氟他胺可引起液体潴留，故**心脏病患者**慎用。

22. 氟维司群主要用于在抗雌激素辅助治疗后或治疗过程中复发的，或是在抗雌激素治疗中进展的绝经后（包括自然绝经和人工绝经）雌激素受体阳性的局部晚期或**转移性乳腺癌**。

23. 氟维司群的口服用量：推荐剂量为每次500mg，每月给药1次，**首次给药后2周时需再给予500mg**。

24. 氟维司群临床应用禁忌：已知对本品活性成分或任何辅料过敏者、**严重肝功能不全者**禁用；禁止用于儿童肌内注射。

25. 氟维司群临床应用常见不良反应包括**注射部位反应**、无力、恶心，以及肝脏转氨酶 AST、ALT、碱性磷酸酶（ALP）升高。

26. 戈舍瑞林主要用于可用激素治疗的**前列腺癌**，可用激素治疗的绝经前期及围绝经期妇女的乳腺癌以及缓解子宫内膜异位症症状，包括减轻疼痛并减少子宫内膜损伤的大小和数目。

27. 戈舍瑞林皮下注射的用量：在腹前壁皮下注射，每次**3.6mg**，每28日1次。对肾或肝功能不全者及老年患者不需调整剂量。

第六节　靶向抗肿瘤药

1. 分子靶向药物的治疗特点：①对肿瘤细胞的选择性杀伤作用；②具有更高的疗效；③对肿瘤相关分子靶点的**特异性作用**；④对耐药性细胞的杀伤作用。

2. 根据药物的作用靶点和性质分类，可将酪氨酸激酶抑制剂分为表皮生长因子受体（EGFR）酪氨酸激酶抑制剂、Bcr/Abl 酪氨酸激酶抑制剂、血管内皮生长因子受体（VEGFR）酪氨酸激酶抑制剂等，常用药物包括**吉非替尼、厄洛替尼、奥希替尼**等。

3. 酪氨酸激酶抑制剂常见的不良反应主要为**皮疹、腹泻**、皮肤色泽加深、肝脏转氨酶或胆红素升高等，如果发生中度或重度腹泻应给予洛哌丁胺治疗，部分患者可能需要减量，对严重或持续的脱水相关腹泻、恶心、厌食或者呕吐，患者需停药并对脱水采取适当的治疗措施。

4. 吉非替尼口服用量：每次**250mg**，每日 1 次，空腹或与食物同服。

5. 厄洛替尼主要用于表皮生长因子受体（EGFR）基因具有敏感突变的局部晚期或转移性非小细胞肺癌

（NSCLC）患者的治疗，包括<u>一线治疗、维持治疗</u>和既往接受过至少一次化疗进展后的二线及以上治疗。

6. 厄洛替尼的口服用量：①成人：每次**150mg**，每日1次，餐前1小时或餐后2小时服用。②儿童：未在18岁以下患者中确立厄洛替尼获批适应证的有效性和安全性。

7. 伊马替尼主要用于治疗<u>**慢性粒细胞白血病（CML）急变期**</u>、加速期或干扰素α治疗失败后的慢性期患者，以及不能手术切除或发生转移的恶性胃肠道间质肿瘤（GIST）患者。

8. 对慢性粒细胞白血病急变期和加速期患者，甲磺酸伊马替尼的口服推荐剂量为每次600mg，每日1次，宜在<u>进餐时</u>服药，并饮一大杯水，只要有效，就应持续服用。

9. 单克隆抗体类药物常用药品包括<u>**贝伐珠单抗、利妥昔单抗、曲妥珠单抗、西妥昔单抗**</u>。

10. 单克隆抗体靶向药物是以肿瘤细胞或肿瘤微环境中特定的受体或基因表达产物作为靶点的一类新型药物，药物<u>**在癌细胞膜外与生长因子竞争结合受体**</u>，阻断信号传递过程，从而阻止癌细胞的生长和扩散。

11. 单克隆抗体具有<u>**靶向、特效、低毒**</u>的特点。

12. 单克隆抗体靶向药为大分子蛋白质，静脉滴注可致患者发生**过敏样反应**或其他超敏反应。轻、中度过敏反应表现为发热、寒战、头痛、皮疹等，少数患者可发生严重过敏反应，出现血压下降、气管痉挛、呼吸困难等。

13. 贝伐珠单抗主要用于**转移性结直肠癌**和晚期、转移性或复发性非小细胞肺癌。

14. 有严重出血或者近期曾有咯血、肿瘤侵犯大血管的患者则禁止使用**贝伐珠单抗**。

15. 利妥昔单抗主要用于**复发或耐药的滤泡性中央型淋巴瘤**、未经治疗的 CD20 阳性 Ⅲ ~ Ⅳ 期滤泡性非霍奇金淋巴瘤以及 CD20 阳性弥漫大 B 细胞性非霍奇金淋巴瘤。

16. 利妥昔单抗静脉滴注的用量：用于滤泡性非霍奇金淋巴瘤，单药治疗，成人每次 $375mg/m^2$，1 周 1 次，22 日疗程内共给药 4 次。首次治疗后复发患者，每次**$375mg/m^2$**，1 周 1 次，连续 4 周。

17. 曲妥珠单抗主要用于人表皮生长因子受体 − 2 过度表达的转移性乳腺癌，以及已接受过 1 个或多个化疗方案的转移性乳腺癌、联合**紫杉烷类药**治疗未接受过化疗的转移性乳腺癌。

18. 曲妥珠单抗静脉滴注的用量：初次剂量每次**4mg/kg**，90 分钟内滴入。维持剂量每次 2mg/kg，1 周 1 次，如初次剂量可耐受，则维持剂量可于 30 分钟内滴毕。治疗持续到疾病进展为止。

19. 高血压、冠状动脉疾病、充血性心力衰竭、舒张功能不全、老年患者慎用**曲妥珠单抗**。

第七节　免疫治疗药物

必背采分点

1. 根据人体抗肿瘤免疫效应机制，免疫治疗药分为免疫调节剂、肿瘤疫苗、免疫检查点抑制剂，常用药品包括**干扰素、白介素、帕博丽珠单抗、纳武利尤单抗**等。

2. 常见的免疫治疗相关不良反应（irAEs）有**皮肤黏膜不良反应**、结肠炎和腹泻、肝脏不良反应、内分泌不良反应等。

3. 皮肤不良反应多表现为**早发型不良反应**（发生于治疗开始后的前几周），是免疫检查点抑制剂最常见的不良反应，但严重的皮肤不良反应较为罕见，且通常不需要停止治疗或药物减量。

4. PD-1抑制剂相关的输注反应表现出一些固定的症状，如发热、僵硬、瘙痒、低血压、胸部不适、皮疹、荨麻疹、血管性水肿、喘息或心动过速，也包括需要紧急处理的**过敏性反应**。

5. 纳武利尤单抗国外应用范围较广，目前已批准该药用于**肺癌**、黑色素瘤、肠癌、肝癌、泌尿系统肿瘤、头颈部鳞癌以及淋巴瘤在内的 9 个瘤种、10 个适应证。

6. 纳武利尤单抗静脉滴注的推荐剂量为**3mg/kg**，每隔 2 周 1 次，每次持续 60 分钟，直至出现疾病进展或产生不可接受的毒性。

7. 纳武利尤单抗可引起**免疫相关性不良反应**，应持续进行患者监测（至少至末次给药后 5 个月），因为不良反应可能在本品治疗期间或治疗停止后的任何时间发生。

8. 帕博丽珠单抗主要用于**晚期恶性黑色素瘤的二线治疗**与晚期非小细胞肺癌一线单药/联合化疗治疗。

9. 帕博丽珠单抗静脉滴注的用量：每次**2mg/kg**，每隔 3 周 1 次，静脉滴注时间应控制在 30 分钟以上。

10. 帕博丽珠单抗与沙利度胺及类似物来那度胺联用，可增加**多发性骨髓瘤患者**死亡率。

第十三章 糖类、盐类、酸碱平稳调节药与营养药

第一节 糖类、盐类、酸碱平衡药

必背采分点

1. 葡萄糖是维持和调节<u>腹膜透析液渗透压</u>的主要物质。

2. 药理剂量的二磷酸果糖可作用于细胞膜，促进细胞对循环中<u>钾</u>的摄取及刺激细胞内高能磷酸和 2,3 – 二磷酸甘油的产生，促进钾内流，恢复细胞内的极化状态，恢复及改善分析水平的细胞代谢。

3. 葡萄糖可诱发或加重<u>强心苷类</u>（地高辛、洋地黄、洋地黄毒苷及毛花苷 C 等）中毒。

4. 二磷酸果糖禁忌与碱性药物、<u>钙剂</u>配伍。

5. 长期单纯补给葡萄糖时易出现<u>低钾、低钠及低磷血症</u>。

6. 高浓度葡萄糖注射液外渗可致**局部肿痛、静脉炎**。

7. 葡萄糖对糖尿病酮症酸中毒未控制者、葡萄糖-半乳糖吸收不良者（避免口服）、**高血糖非酮症性高渗状态者**禁用。

8. 葡萄糖用于高钾血症，应用**5% ~ 25%注射液滴注**，每2 ~ 4g葡萄糖加入胰岛素1U，于3 ~ 4小时滴毕。

9. 葡萄糖用于组织脱水，应用**高渗透压的25% ~ 50%注射液滴注**，常与20%甘露醇注射液联合应用。

10. 应用**高渗葡萄糖注射液**时，选用大静脉滴注。

11. 二磷酸果糖用于心肌缺血引起的各种症状，如心绞痛、心肌梗死和心力衰竭，以及慢性疾病（酒精中毒、长期营养不良、慢性呼吸衰竭）中出现的**低磷血症**。

12. 二磷酸果糖宜单独应用，请勿添加其他药品，尤其禁忌溶于**碱性溶液和钙盐溶液**中。

13. 氯化钠用于各种原因所致的**低渗性、等渗性和高渗性失水**，高渗性非酮症糖尿病昏迷，低氯性代谢性碱中毒。

14. 浓氯化钠注射液主要用于各种原因所致的**水中毒**及严重的低钠血症。

15. 氯化钠用于高渗性失水，所需补液总量（L）=［血钠浓度（mmol/L）-42］/血钠浓度（mmol/L）×

$0.6 \times$ 体重（kg），**第 1 日补给半量**，余量在以后 2～3 日内补给，并根据心、肺、肾功能酌情调节。在治疗开始的 48 小时内，血 Na^+ 浓度每小时下降不超过 0.5mmol/L。

16. 氯化钠用于**低氯性碱中毒**，给予 0.9% 氯化钠注射液或复方氯化钠注射液（林格液）500～1000mL，以后根据碱中毒情况决定用量。

17. 氯化钾用于防治**低钾血症**，治疗洋地黄中毒引起的频发性、多源性期前收缩或快速心律失常。

18. 氯化钾静脉滴注时，成人一般用法：将 10% 氯化钾注射液**10～15mL** 加入 5% 葡萄糖注射液 500mL 中滴注（切忌直接静脉滴注与推注）。

19. 氯化钾口服用法：**餐后服用**，氯化钾缓释片不要嚼碎，应吞服。对口服片剂出现胃肠道反应者宜用溶液，稀释于冷开水或饮料中，分次服用。

20. 门冬氨酸钾镁用于**低钾血症、低钾及洋地黄中毒引起的心律失常**，心肌代谢障碍所致的心绞痛、心肌梗死、心肌炎后遗症，慢性心功能不全，急性黄疸性肝炎、肝细胞功能不全和急慢性肝炎的辅助治疗。

21. 门冬氨酸钾镁静脉滴注的用量：用于低钾血症、低钾及洋地黄中毒引起的心律失常，每次**10～20mL**，每日 1 次，稀释于 5% 葡萄糖注射液 50～100mL 中缓慢滴注，4～6 小时后有必要可重复 1 次。

22. 门冬氨酸钾镁不宜与**留钾利尿剂**合用。

23. 门冬氨酸钾镁静脉滴注宜慢，静滴速度过快可引起**高钾血症和高镁血症**、恶心、呕吐、血管疼痛、面部潮红、血压下降，偶见心率减慢。大剂量应用可能引起腹泻。

24. 门冬氨酸钾镁不可**肌内或静脉推注**。

25. 氯化钙的适应证：①低钙血症、高钾血症、高镁血症以及钙通道阻滞剂中毒（心功能异常）。②血钙过低引起的手足抽搐、肠绞痛、输尿管绞痛。③解救镁盐中毒。④甲状旁腺功能亢进症术后的"**骨饥饿综合征**"。⑤过敏性疾病。⑥作为强心剂，用于心脏复苏。

26. 氯化钙静脉滴注的用量：①用于甲状旁腺功能亢进症术后的"骨饥饿综合征"，稀释于 0.9% 氯化钠或右旋糖酐注射液中，以**0.5mg/min（最大 2mg/min）**滴速滴注。②用于心脏复苏，每次 500～1000mg，稀释后滴注。

27. 氯化钙有强烈的刺激性，**不宜皮下或肌内注射**，静脉注射时宜以 10%～25% 葡萄糖注射液稀释后缓慢注射，速度不宜超过 50mg/min，注射后应平卧，以免头晕；若注射时药液漏出血管外，应立即停用，并应用氯化钠注射液做局部冲洗，局部给予氢化可的松、1% 利多卡因注射液，热敷或抬高患肢。

28. 乳酸钠用于**代谢性酸中毒**，碱化体液或尿液；用于高钾血症或普鲁卡因胺引起的心律失常伴有酸血症者。

29. 糖尿病患者服用二甲双胍，可阻碍肝脏对**乳酸钠**的利用，易引起乳酸中毒，应注意规避或慎用。

历年考题

【A 型题】二磷酸果糖注射液禁用的人群是（   ）

A. 高镁血症者 　　B. 高钾血症者

C. 高尿酸血症者 　D. 高磷血症者

E. 高钙血症者

【考点提示】D。二磷酸果糖应用禁忌：对二磷酸果糖过敏者、高磷血症者、肾衰竭者禁用。

第二节　维生素

必背采分点

1. 维生素 B_1 被人体吸收后，转变为**有生物活性的硫胺焦磷酸酯**，是脱羧辅酶的组成部分，参与维持正常的糖代谢及神经、心脏系统功能。

2. 维生素 B_2 在人体内以**黄素单核苷酸和黄素腺嘌**

呤二核苷酸形式存在，为氧化还原酶的辅酶，广泛参与细胞氧化还原系统传递氢的反应，促进脂肪、糖及蛋白质的代谢。

3. 维生素 B_6 缺乏的症状主要表现在**皮肤和神经系统**。

4. 维生素 C 为抗体及胶原形成，组织修补（包括某些氧化还原作用），**苯丙氨酸、酪氨酸、叶酸**的代谢，铁、碳水化合物的利用，脂肪、蛋白质的合成，维持免疫功能，维持血管壁的完整性，促进非血红素铁吸收等所必需。

5. 烟酸缺乏时与烟酰胺缺乏时的症状相同，可影响细胞的正常呼吸和代谢而发生**糙皮病**。

6. 烟酸具有强烈的**扩张血管作用**，开始服用或剂量增大后可致恶心、呕吐、腹泻、发热、瘙痒、皮肤干燥、面部潮红等；大剂量可引起血糖升高、尿酸增加、肝功能异常。

7. 叶酸是物质代谢过程中催化"一碳单位"转移反应的辅酶组成成分，在叶酸还原酶的催化下，以还原型磷酸烟酰胺腺嘌呤二核苷酸（NADPH）为供氢体，经过还原反应，形成**四氢叶酸**。

8. **维生素 A** 是人体视网膜的杆状细胞感光物质——视紫质的生物合成前体，如体内缺乏，会因视网膜内视紫质的不足而患夜盲症。

9. **维生素 D 缺乏**时人体吸收钙、磷能力下降，钙、磷不能在骨组织内沉积，成骨作用受阻。

10. **维生素 E** 能促进生殖力，促进性激素分泌，使男性精子活力和数量增加；女性雌激素浓度增高，提高生育能力，预防流产。

11. 维生素 K 是一类具有萘醌结构和凝血作用的化合物的总称，是**肝脏合成凝血酶原（因子 II）**的必需物质，并参与凝血因子 VII、IX、X 以及蛋白 C 和蛋白 S 的合成。

12. 维生素 B_1 与**抗酸药碳酸氢钠、枸橼酸钠**等合用，可使维生素发生变质和破坏。

13. 维生素 B_2 与**甲状腺素、促胃肠动力药甲氧氯普胺**合用，可减少维生素的吸收。

14. 维生素 B_6 与**非甾体抗炎药**合用，可增强后者的镇痛作用。

15. 维生素 B_6 与**抗精神病药氟哌啶醇或促胃肠动力药多潘立酮**合用，可消除后两者所致的胃肠道不良反应，并预防多潘立酮所致的泌乳反应。

16. 大剂量维生素 A 与**抗凝血药（华法林）**同服，可致凝血因子 II 降低。

17. 口服避孕药与维生素 A 合用，可**提高血浆维生**

素 A 的浓度。

18. 维生素 A 与维生素 E 合用，可**促进维生素 A 吸收和利用**，增加肝脏的储存量，加速利用和降低毒性，但服用大量维生素 E 可耗尽本品在体内的储存。

19. 维生素 D 与**噻嗪类利尿剂**合用，有增加高钙血症发生的风险。

20. 维生素 D 与**洋地黄类药**合用，因维生素 D 引起高钙血症，易诱发心律失常。

21. 维生素 D 与**降钙素**合用，可减弱或抵消后者对高钙血症的疗效。

22. 维生素 B_1 大剂量肌内或静脉注射时，可能发生**过敏性反应或休克**，表现有头痛、吞咽困难、瘙痒、面部水肿、喘鸣、红斑、支气管哮喘、荨麻疹、接触性皮炎或休克。

23. 长期大量服用**维生素 B_6** 可引起严重神经感觉异常，进行性步态不稳至足麻木、手不灵活。

24. 维生素 C 偶见腹泻、皮肤红亮、头痛、尿频、恶心、呕吐、胃部不适、胃痉挛、尿频等反应。大量可能引起**尿酸盐、半胱氨酸或草酸盐结石**。

25. 长期、大量服用维生素 A 可引起**慢性中毒**，出现疲乏、软弱、全身不适、发热、颅内压增高、夜尿增多、毛发干枯或脱落、皮肤干燥或瘙痒、体重减轻、四

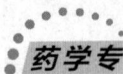

肢疼痛、贫血、眼球突出、剧烈头痛等现象。

26. 长期、大量服用维生素 D 可引起低热、烦躁哭闹、惊厥、厌食、体重下降、**肝脏肿大**、**肾脏损害**、骨硬化等症。

27. 维生素 A 用于防治维生素 A 缺乏症，如角膜软化、干眼症、**夜盲症**、皮肤角质粗糙等。

28. 维生素 A 用于严重维生素缺乏的治疗，口服用量：成人每日**10 万 U**，3 日后改为每日 5 万 U，给药 2 周后每日 1 万 ~2 万 U，再用 2 个月。

29. 维生素 A 用于轻度维生素缺乏的治疗，口服用量：每日**3 万 ~5 万 U**，分 2 ~3 次服用，症状改善后减量。

30. 大量或长期服用维生素 A 可能引起**齿龈出血**、唇干裂。

31. 维生素 E 用于吸收不良新生儿、早产儿、低出生体重儿；用于**进行性肌营养不良**，以及心、脑血管疾病，习惯性流产及不孕症的辅助治疗。

32. 维生素 E 口服用量：用于维生素 E 缺乏，治疗量随缺乏程度而异。成人，每次**10 ~100mg**，每日 2 ~3 次。儿童，每日 1mg/kg，早产儿每日 15 ~20mg。

33. 维生素 B_1 用于预防维生素 B_1 缺乏，口服用量：成人每次**2 ~5mg**，每日 3 次；婴儿每日 0.3 ~0.5mg，儿童每日 0.5 ~1mg。

34. 维生素 B_1 用于治疗维生素 B_1 缺乏，口服用量：成人每次**10～20mg**，每日 3 次；儿童每日 10～50mg，连续 2 周，以后每日 5～10mg，连续 1 个月。

35. 维生素 B_6 用于维生素 B_6 缺乏症，口服用量：成人每日 10～20mg，连续 3 周，以后每日**2～3mg**，持续数周。儿童每日 2.5～10mg，连续 3 周，以后每日 2～5mg，持续数周。

36. 维生素 C 以**空腹服用**为宜，但对患消化道溃疡患者慎用，以免对溃疡面产生刺激，导致溃疡恶化、出血或穿孔。

37. **肾功能不全者**不宜多服维生素 C。

38. 维生素 C 对维生素 A 有破坏作用，尤其是大量服用维生素 C 后，可促进体内**维生素 A 和叶酸**的排泄。在大量服用维生素 C 的同时，宜注意补充足量的维生素 A 和叶酸。

历年考题

【A 型题】1. 防止夜盲症的维生素是(　　)

  A. 维生素 B_2　　　　　　B. 维生素 B_5

  C. 维生素 E　　　　　　D. 烟酸

  E. 维生素 A

【考点提示】E。维生素 A 是人体视网膜的杆状细胞感光物质——视紫质的生物合成前体，如体内缺乏，会因视网膜内视紫质的不足而患夜盲症。

【A型题】2. 长期大剂量服用维生素 D 可能引起的不良反应是(　　)

  A. 血栓性静脉炎   B. 高钙血症

  C. 高胆红素血症   D. 颅内压升高

  E. 乳腺肿大

【考点提示】B。维生素 D 能促进小肠对钙的吸收，其代谢活性物促进肾小管重吸收磷和钙，提高血钙、血磷浓度或维持及调节血浆钙、磷正常浓度。长期、大量服用维生素 D 可引起低热、烦躁哭闹、惊厥、厌食、体重下降、肝脏肿大、肾脏损害、骨硬化等症。

第三节　肠内营养药

必背采分点

1. 肠内营养（EN）是指经消化道给以营养素，根据组成不同分为**整蛋白型 EN 和氨基酸型 EN**。

2. **营养不足**通常指蛋白质 - 能量营养不良，指能量或蛋白质摄入不足或吸收障碍者，造成特异性的营养缺乏症状。

3. **重度营养风险**是因疾病或手术造成的急性或潜在的营养代谢受损，营养支持对这类患者能带来更好的临床结局。

4. 肠内营养粉剂（TP）可作为**全营养支持或部分营养补充**，适用于成人及 4 岁或以上的儿童。可口服或管饲。

5. 冲调好的 TP 应立即服用或加盖冰箱保存，**在24小时**内服完。开盖的罐子应该用盖子盖住，贮存于阴凉、干燥处，不用冰箱冷藏。一旦打开，粉剂应该在 3 周内用完。

6. TP 不能**胃肠外注射或静脉注射**。

7. 肠内营养乳剂（TPF－D）适用于糖尿病患者，可为有以下症状的糖尿病患者提供全部肠内营养：咀嚼和吞咽障碍、食道梗阻、中风后意识丧失、恶病质、厌食或疾病康复期、**糖尿病合并营养不良**，也可用于其他糖尿病患者补充营养。

8. TPF－D 的用法用量：通过管饲或口服使用，应按照患者体重和消耗状况计算每日用量。①以本品作为唯一营养来源的患者：推荐剂量为每日**30mL/kg**，平均剂量为每日 2000mL（1800kcal）。②以本品补充营养的患者：根据患者需要使用，推荐剂量为每日 500mL（450kcal）。③管饲给药时，应逐渐增加剂量，第一日的速度约为 20mL/

h，以后逐日增加 20mL/h，最大滴速 125mL/h。通过重力或泵调整输注速度。

9. TPF – D 临床应用禁忌：所有不适于用肠内营养的患者，如<u>胃肠道张力下降</u>、急性胰腺炎以及有严重消化和吸收功能障碍者，禁用本品。

第四节　肠外营养药

必背采分点

1. 疾病适用型氨基酸制剂：①用于肾病的氨基酸制剂：复方氨基酸注射液（9AA）、复方 α – 酮酸片。②用于肝病的氨基酸制剂：复方氨基酸注射液（6AA）、复方氨基酸注射液（15AA）、复方氨基酸注射液（20AA）。③用于颅脑损伤的氨基酸制剂：赖氨酸注射液。④免疫调节型氨基酸注射液：**丙氨酰谷氨酰胺注射液**。⑤用于创伤（应激）的氨基酸制剂。

2. 氨基酸根据其侧链结构分为**芳香族氨基酸、脂肪族氨基酸和杂环氨基酸**。

3. 芳香族氨基酸包括**苯丙氨酸、色氨酸和酪氨酸**。

4. 精氨酸与谷氨酸钠或谷氨酸钾联合应用，可增加治疗**肝性脑病**的疗效。

5. 精氨酸可使细胞内钾转移至细胞外，而**螺内酯**可减少肾脏钾排泄，两者联用时可引起高钾血症。

6. 氨基酸制剂临床应用禁忌：①严重氮质血症、严重肝功能不全、**肝性脑病昏迷或有向肝性脑病昏迷发展趋势**、严重肾衰竭或尿毒症者。②对氨基酸有代谢障碍等者。③过敏者。④心力衰竭者及酸中毒状态等未纠正者。⑤对高氯性酸中毒、肾功能不全及无尿患者禁用。

7. 复方氨基酸注射液（18AA）静脉滴注的用量：根据年龄、病情、症状、体重等决定用量。应同时给予足够的能量、适量的电解质、维生素及微量元素。①5%，每次 250～500mL。②12%，缓慢滴注，每次**250mL**，滴速 20～30 滴/分。

8. 复方氨基酸注射液（9AA）用于**急性和慢性肾功能不全患者**的肠外营养支持；大手术、外伤或脓毒血症引起的严重肾衰竭以及急慢性肾衰竭。

9. 复方氨基酸注射液（9AA）静脉滴注的用量：成人每日**250～500mL**，缓慢滴注。进行透析的急性、慢性肾衰竭患者每日 1000mL，最大剂量不超过 1500mL，滴速不超过 15 滴/分。

10. 应用复方氨基酸注射液（9AA）的患者，应给予**低蛋白、高热量**饮食。

11. 复方氨基酸注射液（6AA）可用于**肝性脑病**、

慢性迁延性肝炎、慢性活动性肝炎及亚急性与慢性重型肝炎引起的氨基酸代谢紊乱。

12. 复方氨基酸注射液（6AA）静脉滴注的用量：对紧急或危重患者，每日 2 次，每次 1 瓶，同时与等量 10% 葡萄糖注射液稀释后缓慢静脉滴注，每分钟不超过 **40 滴**，病情改善后每日 1 瓶，连用一周为 1 疗程；对于其他肝病引起的氨基酸代谢紊乱者，每日 1 次，每次 1 瓶，加等量 10% 葡萄糖注射液缓慢静脉滴注。

13. 复方氨基酸注射液（6AA）不加稀释或输注速度过快时可引起患者胸闷、恶心、呕吐，甚至引起呼吸、循环衰竭，表现比较严重，故**输注速度宜慢**。

14. 中/长链脂肪乳注射液（C8－24）为需要接受静脉营养的患者提供能量和必需**脂肪酸**。

15. 中/长链脂肪乳注射液（C8－24）的适应证：**肠外营养药，能量补充剂**。用于胃肠外营养，满足能量和必需脂肪酸的要求。

16. 中/长链脂肪乳注射液外周静脉或中心静脉输入，一般情况下，输注脂肪乳应尽可能地慢。成人最初 30 分钟内输入速度不应超过每小时**0.25～0.5mL/kg（约 10 滴/分）**，此期间若无不良反应，可将速度增至每小时 0.75～1.0mL/kg（约 20 滴/分）。

17. 含脂肪乳剂的混合输注液的输注时间不少于**16

小时，最好能够 24 小时内均匀输注。

18. 在输注中/长链脂肪乳注射液时，应掌握患者血液循环中脂肪的廓清情况。**25℃以下**，不得冻结。

19. 中/长链脂肪乳注射液临床应用禁忌：①对本品任何成分或辅料过敏者。②**严重高脂血症、严重肝功能不全、严重凝血功能异常、严重肾功能不全、急性休克者**。③人体处于不稳定状态者（如严重创伤后状态、失代偿性糖尿病、急性心肌梗死、中风、栓塞、代谢性酸中毒、严重脓毒症、低渗性脱水）。④存在输液禁忌者：急性肺水肿、水潴留、失代偿性心功能不全。

第十四章　生殖系统用药、性激素及生育用药

第一节　女性激素类

必背采分点

1. 雌激素类是一类 C18 的甾体化合物，常用的有以下几类。①天然雌激素：卵巢、肾上腺皮质和胎盘所产生的雌激素，有雌二醇、雌酮和雌三醇。②雌激素合成衍生物：主要是以**雌二醇**为母体结构的合成衍生物。③全合成雌激素：是全合成的非甾体化合物，有雌激素作用。

2. 雌激素可通过**皮肤、黏膜、皮下、肌肉**等各种途径吸收。

3. 戊酸雌二醇口服被胃肠道吸收后，在肝内代谢，分解成**雌二醇和戊酸**。口服后约有 3% 的雌二醇被生物利用。

4. 下列疾病患者应慎用雌激素：哮喘；心功能不全；癫痫；精神抑郁；偏头痛；肾功能不全，雌激素可使水潴留加剧；糖尿病；良性乳腺疾病；脑血管疾病；冠状动脉疾病；**子宫内膜异位症**；胆囊疾病或胆囊病史，尤其是胆石症；肝功能不全；血钙过高，伴有肿瘤或代谢性骨质疾病；高血压；妊娠时黄疸或黄疸史，雌激素有促使肝损害复发的危险性；急性、间歇性或复杂性肝性紫质症；肾功能异常；甲状腺疾病；子宫肌瘤。

5. 长期服用雌激素者需定期检查：①血压；②肝脏功能；③**阴道脱落细胞**；④每 6～12 个月体检 1 次或遵医嘱；⑤每年 1 次宫颈防癌刮片。

6. 雌激素与抗凝药同用时，雌激素可**降低抗凝效应**。必须同用时，应调整抗凝药用量。

7. 雌激素与**卡马西平、苯巴比妥、苯妥英钠**、扑米酮、利福平等同时使用，可减低雌激素的效应。

8. 雌激素与**三环类抗抑郁药**同时使用，大量的雌激素可增强抗抑郁药的不良反应，同时降低其应有的效应。

9. 雌激素与**抗高血压药**同时用，可减弱抗高血压的作用。

10. 雌激素能够降低**他莫昔芬**的治疗效果。

11. **急性血栓性静脉炎**或血栓栓塞者禁用雌激素。

12. **有胆汁淤积性黄疸史者**禁用雌激素。

13. 雌激素可经乳汁分泌，并可抑制泌乳，**哺乳期妇女**禁用。

14. 戊酸雌二醇的适应证：①补充雌激素不足，如萎缩性阴道炎、**女性性腺功能减退症**、外阴阴道萎缩、绝经期血管舒缩症状、卵巢切除、原发性卵巢衰竭等。②晚期前列腺癌（乳腺癌、卵巢癌患者禁用）。③与孕激素类药物合用，能抑制排卵，可作避孕药。

15. 戊酸雌二醇的用法用量：①口服：每次 1mg，每日 1 次。②肌内注射：a. 补充雌激素不足，每次**5mg**，每 4 周 1 次；b. 前列腺癌，每次 30mg，每 1～2周 1 次，按需调整用量。

16. 孕激素通过染色体的交互作用，增加 RNA 的合成，使增殖期子宫内膜变为**分泌期**。

17. 长期应用孕激素可抑制**垂体前叶黄体生成素（LH）的释放**，抑制排卵。

18. 长期大剂量应用孕激素可使**子宫内膜腺癌**和乳腺癌组织萎缩坏死。

19. 孕激素有维持早孕蜕膜组织和抑制子宫肌肉收缩作用，故可以**保胎**。

20. 孕激素可使**宫颈黏液变稠**，不利于精子穿透。

21. 长期给予孕激素应按**28 日**周期计算孕激素的用

药日期。

22. 孕激素临床应用十分常见的不良反应有肠道反应、食欲缺乏、痤疮、液体潴留和水肿、体重增加、过敏性皮肤炎症、精神压抑、乳房疼痛、性欲改变、**月经紊乱、不规则出血或闭经**。

23. 与雌激素－孕激素治疗相关性不良反应有**乳腺癌**、子宫内膜增生、子宫内膜癌、性激素依赖性肿瘤（恶性/良性）、静脉血栓形成、心肌梗死等。

24. 黄体酮（孕酮）用于**月经失调**，如闭经和功能失调性子宫出血、黄体功能不全、先兆流产和习惯性流产及经前期紧张综合征的治疗；用于激素替代疗法与雌激素联合应用；亦用于宫内节育器缓释孕激素药物。

25. 黄体酮（孕酮）口服用量：与雌激素联合应用，每日**100mg**，连续使用 25 日。如尚未绝经，于月经第 5 日开始用雌激素；使用 14 日后加用黄体酮胶囊，每日 200～300mg，共用 12 日。

26. 黄体酮（孕酮）用于先兆流产时，肌内注射用量：一般每日**20mg**，待疼痛及出血停止后减为每日 10mg。

27. 黄体酮（孕酮）用于有习惯性流产史者，肌内注射用量：自妊娠开始，每次**5～10mg**，每周 2～3 次。

28. 黄体酮（孕酮）用于功能失调性子宫出血时，

肌内注射用量：每日**10mg**，连用 5 ~ 10 日。如在用药期间月经来潮，应立即停药。

29. 黄体酮（孕酮）用于闭经时，肌内注射用量：在预计月经来潮前 8 ~ 10 日，每日肌内注射，每日**10mg**，共 6 ~ 8 日。

30. 甲羟孕酮（安宫黄体酮）用于功能性闭经，口服用量：每日**4 ~ 8mg**，连服 5 ~ 10 日。

31. 甲羟孕酮（安宫黄体酮）用于功能失调性子宫出血（功血）止血时，口服用量：每次**10 ~ 20mg**，每 4 ~ 8 小时一次，连用 2 ~ 3 日；血止后每隔 3 日递减 1/3 剂量，直至维持量每日 100mg，连续用药至血止后 21 日停药。

32. 甲羟孕酮（安宫黄体酮）用于子宫内膜异位症时，口服用量：每日**30mg**，连服 6 个月。

33. 甲羟孕酮（安宫黄体酮）用于子宫内膜癌时，口服用量：每次**100mg**，每日 3 次；或每次 500mg，每日 1 ~ 2 次。或采用肌内注射，起始剂量为 0.4 ~ 1g，1 周后可重复 1 次。待病情改善和稳定后，剂量改为肌内注射**400mg**，1 月 1 次；或口服 500mg，每日 1 次。

34. 甲羟孕酮（安宫黄体酮）用于子宫内膜异位症时，肌内注射用量：**1 周 50mg 或每 2 周 100mg**。用于绝经期血管舒缩症状，每 3 个月深部肌内注射 150mg。

35. 甲羟孕酮（安宫黄体酮）用于子宫膜癌或肾癌时，肌内注射用量：初始剂量每周 400～1000mg，如数周或数月内病情改善并稳定，则每月至少**400mg** 注射可维持病情的改善。

36. 地屈孕酮用于先兆流产时，口服用量：起始剂量为每次**40mg**，随后每 8 小时服 10mg，直至症状消失。

37. 地屈孕酮用于月经周期不规则时，口服用量：月经周期第 11～25 日，每次**10mg**，每日 2 次。

第二节　阴道局部用药

必背采分点

1. 聚甲酚磺醛的适应证：①宫颈慢性炎症、柱状上皮外移（糜烂）。②阴道感染（细菌性阴道炎、滴虫性阴道炎和念珠菌性外阴阴道炎）。③**宫颈取活检或息肉后止血**。④外科皮肤伤口或肢体溃疡的局部治疗。⑤外阴尖锐湿疣。

2. 聚甲酚磺醛用于宫颈慢性炎症、柱状上皮外移（糜烂）的用法用量：先以 1∶5 稀释液冲洗阴道，然后用蘸稀释液的长棉棒伸入宫颈管 1 分钟后取出，再用蘸稀释液的棉片贴在糜烂（柱状上皮外移）局部，待局部变白色后取下棉片，需 2～3 分钟，**隔 1～2 日上药 1 次**，共 3 次，以后改为隔日上阴道栓 1 枚，共 6 枚。如糜烂面尚未完全消失，可再用 1 疗程。

3. 干扰素 α2a 具有**广谱抗病毒、免疫调节及抗肿瘤**功能。

4. 干扰素用于治疗**宫颈慢性炎症**、柱状上皮外移（糜烂）及宫颈、阴道 HPV 感染。

5. 干扰素用法用量：非月经期睡前用手指将 1 枚栓剂放入阴道贴近宫颈处，**隔日 1 次**，6～10 次为一疗程。如糜烂面尚未完全消失，可再用一疗程。

6. 干扰素需在 **2～8℃** 贮存。

第三节　退乳药

必背采分点

1. 临床用于退乳的药物有两类：①多巴胺受体激动药，如**溴隐亭、甲麦角林**。②雌激素：雌二醇、己烯雌酚。

2. 溴隐亭用于产后回乳，口服用量：如为预防性用药，分娩后 4 小时开始服用 **2.5mg**，以后改为每次 2.5mg，每日 2 次，连用 14 日；如已有乳汁分泌，则每日用 2.5mg，2～3 日后改为每日 2 次，每次 2.5mg，连用 14 日。

3. 溴隐亭用于高泌乳素血症引起的闭经溢乳、不孕症，口服用量：常用起始量为每次**1.25mg**，每日 2～3 次；若症状未得到控制，可逐渐增量至每次 2.5mg，每日 2～3 次，餐后服用，直至月经恢复正常，再继续用药几个星期，完全停止则需 12～13 周，以防复发。

4. 溴隐亭用于肢端肥大症，口服用量：开始每日 **2.5mg**，经 7～14 日后根据临床反应可逐渐增至每日 10～20mg，分 4 次与食物同服。

5. 溴隐亭临床应用注意事项：①用于治疗**闭经或乳溢**，可产生短期疗效，但不宜久用。治疗期间可以妊娠，如需计划生育，应使用不含雌激素的避孕药或其他措施。②消化道溃疡患者慎用。

6. 溴隐亭与**左旋多巴**合用治疗帕金森病时，能增强药效，故应适当减量。

7. 溴隐亭与**红霉素**和交沙霉素合用时，可增加本药的血药浓度，从而使毒性增强，故必须合用时应谨慎。

8. 溴隐亭临床应用不良反应常见口干、恶心、呕吐、食欲丧失、便秘、腹泻腹痛、头痛、眩晕、疲倦、精神抑郁、雷诺现象、夜间小腿痉挛等，也可出现**低血压、多动症、运动障碍及精神症状**。

9. 溴隐亭临床应用禁忌证：①对麦角生物碱过敏者、心脏病、周围血管性疾病及妊娠期妇女禁用。②有**严重精神病史**和患心肌梗死者禁用。

第四节　促性腺激素

必背采分点

1. 绒促性素用于黄体功能不全，成人肌内注射用量：**于经期 15 ~ 17 天排卵之日起隔日注射一次 1500U**，连用 5 次，可根据患者的反应做调整。妊娠后，须维持原剂量直至 7 ~ 10 孕周。

2. 绒促性素用于功能性子宫出血，成人肌内注射用量：**每次1000 ~ 3000U**。

3. 绒促性素用于先兆流产或习惯性流产，成人肌内注射用量：**每次1000 ~ 5000U**。

4. **前列腺肥大**、哮喘、癫痫、心脏病、偏头痛、肾功能损害等患者慎用绒促性素。

5. 临床应用绒促性素，当发现**卵巢过度刺激综合征及卵巢肿大**、胸腔积液、腹水等合并症时应停药或征求医生意见。

6. 绒促性素临床应用禁忌证：疑有垂体增生或肿

瘤、**前列腺癌**或其他雄激素相关肿瘤者禁用。性早熟、诊断未明的阴道流血、子宫肌瘤、卵巢囊肿或卵巢肿大、血栓性静脉炎、对性腺刺激激素过敏者均禁用。

第五节　促性腺激素释放激素类似物

必背采分点

1. 戈那瑞林的适应证：鉴别诊断男性或女性由于下丘脑或**垂体功能低下**所引起的生育障碍，以及性腺萎缩性的性腺功能不足、乳溢性闭经、原发和继发性闭经、绝经和早熟绝经、垂体肿瘤、垂体的器官损伤和事实上的下丘脑功能障碍等。

2. 戈那瑞林的用法用量：静脉注射。临用时每支用 2mL 灭菌 0.9% 氯化钠注射液溶解，女性每次**25μg**，男性每次 100μg，在注入前 0 分钟及注入后 25 分钟、45 分钟、90 分钟、180 分钟时各抽血 3mL，取血清保存，测定 LH 及 FSH 值，从而进行鉴别诊断。

3. 戈那瑞林不宜与直接影响**垂体分泌促性腺激素**的药物合用。

4. 戈那瑞林临床应用注意：妊娠期妇女、**垂体腺瘤患者**、垂体相关性闭经者、对戈那瑞林过敏者禁用。

第六节　女性避孕药

必背采分点

1. 目前常用的短效口服避孕药有**炔诺酮、甲地孕酮**、炔诺孕酮、左炔诺孕酮等孕激素，与**炔雌醇**组成各种复方制剂。

2. 紧急避孕药不应与**米非司酮**混淆使用。

3. 左炔诺孕酮单方制剂用作紧急避孕药，即在无防护措施或其他避孕方法偶然失误时使用，在房事后**72 小时**内服一片（粒），如为 0.75mg，需隔 12 小时后再服 1 次。

4. 宫内节育系统为无菌包装，须注意无菌操作，若密封包装破损则应丢弃，或性状改变时禁用。本品放置于宫腔内可维持**5 年**有效。

5. 左炔诺孕酮与苯巴比妥、苯妥英钠、**利福平、利福布汀**、卡马西平、大环内酯类抗生素、咪唑类抗真菌药、西咪替丁及抗病毒药（奈韦拉平、依法韦仑）等同时口服，可能影响左炔诺孕酮的避孕效果。

6. 曼月乐放置后，大多数女性的月经模式会发生改变，**出血时间延长或不规则出血**，月经稀发。

7. 曼月乐禁用于妊娠、现患盆腔炎或盆腔炎复发、下生殖道感染、**产后子宫内膜炎**、过去 3 个月内有感染性流产、宫颈炎、宫颈发育异常、子宫或宫颈恶性病变、孕激素依赖性肿瘤、不明原因的异常子宫出血、先天性或获得性子宫异常（包括使宫腔变形的肌瘤、增加感染易感性的疾病、急性肝脏疾病或肝肿瘤）。

8. 硅胶棒禁用于**急慢性肝病**、肾炎、肿瘤、糖尿病、甲亢、严重高血压、血栓性疾病、镰状细胞贫血、原因不明的阴道流血、癫痫、可疑妊娠者和抗凝者。

9. 去氧孕烯具有显著的排卵抑制作用，尚能改变宫颈黏液稠度、**抑制子宫内膜发育**等。

10. 去氧孕烯口服用量：在月经周期的第 1 日，即月经来潮的第 1 日开始服用，每日约同一时间服 1 片，**连续服 21 日**，随后停药 7 日，在停药的第 8 日开始服用新的一盒药物。

11. **利福平、巴比妥类、苯妥英钠**等可使去氧孕烯活性降低。

12. 去氧孕烯禁用于**严重肝功能障碍**、血栓形成或栓塞、伴血管损害的糖尿病、严重高血压、严重异常脂蛋白血症、已知或怀疑性激素依赖的生殖器官或乳腺恶性肿瘤、肝脏肿瘤（良性或恶性）、有或曾有严重肝脏疾病、肝脏功能未恢复正常、不明原因的阴道出血、已妊娠或怀疑妊娠、哺乳期妇女。

13. 孕二烯酮口服用量：从月经周期第 1 日开始，每日 1 片，**连服 21 日**；停药 7 日后，在第 8 日起开始服用新的一盒药物。

14. 可使孕二烯酮避孕效果降低的药物：抗菌药尤其是**广谱抗菌药、药酶诱导剂**，如苯巴比妥、苯妥英钠、利福平等，应避免同时服用。

15. 孕二烯酮临床应用不良反应常见恶心、呕吐、头痛、体重增加、**乳房胀痛、经间少量出血**等。

16. 孕二烯酮禁用于乳腺癌、生殖器官癌、肝功能不全或近期有肝病或黄疸史、**阴道异常出血**、镰状细胞性贫血、深部静脉血栓病、脑血管意外、高血压、心血管病、高脂血症、抑郁症、妊娠期及哺乳期妇女。

17. 双炔失碳酯为具有**抗着床作用**的避孕药，并无孕激素活性，其雌激素活性为炔雌醇的 1/36。小剂量与孕激素有协同作用，大剂量则有抗孕激素活性。

18. 双炔失碳酯禁忌证：有肝、肾疾病的患者、**人工流产未满半年者**，哺乳期妇女或腹泻妇女禁用。

19. 左炔诺孕酮、氯地孕酮与炔雌醚配伍，均可作为**每月**口服一次的长效避孕药。

20. 复方己酸羟孕酮注射液、**复方庚酸炔诺酮注射液**均为每月一次的避孕药。

21. 左炔诺孕酮避孕环和甲硅环为低量恒定缓慢释放的剂型，有效期**3~12个月**。

22. 左炔诺孕酮埋植剂以低量恒定缓慢释药，有效期**5年**。

23. 孕酮节育器是一种缓释系统，能提高避孕有效率，降低脱落率，有效期**5年**。

24. 羟孕酮与戊酸雌二醇配伍作长效注射避孕药，具有排卵抑制作用，**每月肌内注射1次**，避孕效果肯定。

25. 羟孕酮注射后，一般维持14日左右后月经来潮。如注射后闭经，**可隔28日再注射1次**。如闭经达2个月，应停止注射，等待月经来潮。闭经期间要采用其他方法避孕，待月经来后再按第一次办法，重新开始注射。

26. 羟孕酮临床应用禁忌证：有肝、肾疾病，**心血管疾病和血栓史**，高血压，糖尿病，甲状腺功能亢进，精神病或抑郁症，高血脂，子宫肌瘤，乳房肿块患者及妊娠期妇女禁用。

27. 庚酸炔诺酮与戊酸雌二醇配伍组成**复方庚炔诺酮注射液**，每月注射一次，作用可维持30天，对月经周期的控制效果明显优于单用庚炔诺酮针。

28. 复方庚酸炔诺酮注射液，第一次于**月经第5日肌内注射2支**，第二周期起，每次于月经第10日肌内注射 1 支，每支可避孕 1 个月经周期。

29. 米非司酮与前列腺素药物序贯合并使用，可用于**终止停经 49 日内的妊娠**。

30. 米非司酮不能与利福平、卡马西平、灰黄霉素、巴比妥类、苯妥英钠、非甾体抗炎药、阿司匹林、<u>肾上腺皮质激素</u>等合用。

31. 米非司酮的禁忌证：**有心、肝、肾脏疾病及肾上腺皮质功能不全者**，有使用前列腺素类药物禁忌者，如青光眼、哮喘及对前列腺素类药物过敏等，带宫内节育器妊娠和怀疑异位妊娠者，年龄超过 35 岁的吸烟妇女禁用。

32. 壬苯醇醚外用用量：①薄膜剂：女性于房事前 10 分钟，将药膜 1 张揉成松软小团推入阴道深处，使之溶解成凝胶体。每次性交须用新的药膜，最大用量每次不超过 2 张。②栓剂：每次 1 粒，于房事前 10 分钟放入阴道深处。③凝胶剂：阴道给药，每次**3g**。

历年考题

【A 型题】属于抗孕激素类药，用于终止早孕的药物是(　　)

A. 米非司酮　　　　　B. 甲地孕酮

C. 黄体酮　　　　　　D. 左炔诺孕酮

E. 地屈孕酮

【考点提示】A。米非司酮与前列腺素药物序贯合并使用，可用于终止停经 49 日内的妊娠。

第七节　其他妇科用药

📖 **必背采分点**

1. 醋酸棉酚的适应证：治疗妇科疾病，包括**子宫功能性出血**、子宫肌瘤并月经过多、子宫内膜异位症等。

2. 醋酸棉酚口服用量：每次 1 片，每日 1 次，**晚餐后服用**。30 日为 1 个疗程，常规为≤6 疗程。

3. 长期服用醋酸棉酚应注意检测**血钾及心电图**，如发生低钾血症，可口服或静脉补充钾盐。

4. 醋酸棉酚禁用于妊娠期及哺乳期妇女、**老年患者**。

第八节　子宫收缩药及引产药

📖 **必背采分点**

1. 垂体后叶制剂包括：①**垂体后叶素**；②**缩宫素**。

2. 麦角制剂包括麦角流浸膏、麦角新碱、甲麦角新碱，主要用于<u>产后子宫出血或子宫复原不佳</u>。

3. 甲麦角新碱是麦角新碱的半合成衍生物，二者作用基本相同，对子宫平滑肌有选择性兴奋作用，可增强宫缩。与缩宫素相比，不同之处有：①作用强而持久；②不仅对子宫底，而且对<u>子宫颈</u>部都有很强的收缩作用，剂量稍大即产生强直性收缩。故不适用于催产或引产，应谨慎使用。

4. 目前用于产科临床的前列腺素类药物有地诺前列酮（PGE_2）、硫前列酮（PGE_2类似物）、地诺前列素（$PGF_{2\alpha}$）、卡前列素氨丁三醇、吉美前列素（PGE_1衍生物）、卡前列甲酯（15-甲基$PGF_{2\alpha}$甲酯）、米索前列醇（PGE_1类似物）等。

5. 促进子宫颈成熟药物代表药物有同化激素类，如普拉睾酮；前列腺素类，如地诺前列酮等。

第九节　抗早产药

🎓 必背采分点

1. 抗早产药<u>可松弛子宫平滑肌</u>，抑制其收缩，有利于胎儿在宫内安全生长，防止早产。

2. 利托君为**肾上腺素 β₂ 受体激动剂**，可激动子宫平滑肌中的 β₂ 受体，抑制子宫平滑肌的收缩频率和强度，减少子宫的活动而延长妊娠期。同时由于其可使腺苷酸环化酶的活性增强（cAMP 增多）而产生保胎作用。

3. 硫酸镁的镁离子能直接抑制**子宫平滑肌**的动作电位，对子宫平滑肌的收缩产生抑制作用，使宫缩频率减少，强度减弱，用于早产的治疗。

第十节　雄激素类和男性生殖系统用药

必背采分点

1. 绝经后妇女使用雄激素联合雌激素作为替代治疗，可减少单用雌激素时**子宫内膜出血**发生的风险，同时性欲有增加。

2. 雄激素和其衍生物配合饮食与运动，可作为因创伤、手术或长期制动及 AIDS 疾病造成的患者蛋白质流失、**肌肉萎缩**的治疗手段。

3. 雄激素与肾上腺皮质激素，尤其是**盐皮质激素**合用时，可增加水肿的危险性。合并用促皮质激素或糖皮质激素，可加速痤疮的产生。

4. 雄激素与**口服降糖药和胰岛素**合用时，因雄激素可使血糖下降，故必须密切注意低血糖的发生，必要时应调整降糖药物和胰岛素用量。

5. 雄激素与**环孢素 A** 合用时，可升高环孢素 A 的血药浓度，增加肾脏毒性。

6. 雄激素与**有肝毒性的药物**合用时，可加重对肝脏的损害，尤其是长期应用及原来有肝病的患者。

7. 口服雄激素可引起**胆汁淤积性黄疸**，长期使用可能诱发肝癌。

8. 雄激素可引起儿童过早雄性化，以加速**骨骺闭合**，从而降低成年后的身高。

9. 老年人使用雄激素类药物发生**心肌梗死或卒中**等血栓栓塞性疾病的风险增加。

10. 十一酸睾酮口服初始剂量按每日**120 ~ 160mg**，用药 2 周后，每日 40 ~ 120mg 的剂量维持。早晚两次，餐后服用，若每日服用的胶囊成单数，可在早上多服 1 粒，或遵医嘱。

11. 迭那唑用于**子宫内膜异位症**的治疗，也可用于治疗纤维囊性乳腺病、自发性血小板减少性紫癜、遗传性血管性水肿、系统性红斑狼疮、男子女性化乳房、青春期性早熟。

12. 治疗男性勃起功能障碍药对于存在肝肾疾病、**消化性溃疡**和有出血者慎用。

13. 治疗男性勃起功能障碍药与**CYP3A4 抑制剂**（西咪替丁、红霉素、克拉霉素、伊曲康唑、利托那韦、茚地那韦、沙奎那韦等）合用，可影响该类药的肝脏代谢。

14. 治疗男性勃起功能障碍药临床应用禁忌：有**冠心病**和正在使用硝酸酯类药物者禁用。

15. 西地那非口服用量：①18 岁以上成人首次剂量**50mg**，在性生活前 1 小时左右服用，根据药效反应，可以对单次剂量进行调整，一般剂量范围为 25～100mg。24 小时内最多服用 1 次，单剂量 100mg。②65 岁以上起始剂量以 25mg 为宜。

第十五章 眼科、耳鼻喉科用药

第一节 眼科用药

必背采分点

1. 抗眼部细菌感染药用于敏感菌引起的**结膜炎、角膜炎**、沙眼、睑缘炎、泪囊炎等眼部感染。

2. 抗眼部病毒感染药用于**单纯疱疹性角膜炎**、带状疱疹病毒眼部感染的治疗。

3. 青光眼涉及的用药包括：①**拟胆碱药**；②β 受体阻断剂；③α_2受体激动剂；④复方制剂，代表药物有拉坦噻吗、曲伏噻吗、贝美素噻吗洛尔、布林佐胺噻吗洛尔。

4. 散瞳类药物包括不同浓度的**阿托品、托吡卡胺、复方托吡卡胺滴眼液**等，多用于屈光检查、治疗虹膜－睫状体炎、解除调节痉挛治疗假性近视、治疗恶性青光眼等。

5. **阿托品**使睫状肌松弛，拉紧悬韧带使晶状体变扁平，减低其屈光度，同时造成调节麻痹。

6. 复方托吡卡胺是由**托吡卡胺及去氧肾上腺素**组成，同时具有阿托品样的副交感神经抑制作用和去氧肾上腺素的交感神经兴奋作用，药物吸收后可引起散瞳、调节麻痹及局部血管收缩。

7. 临床常用 0.5% 托吡卡胺与**0.5% 去氧肾上腺素滴眼液**，两药合用有协同散瞳作用，可减少用药量及减轻不良反应。

8. 眼局部麻醉药是眼科手术常用药物，如**丙美卡因**，点于角膜和结膜表面，产生局麻作用。

9. 眼科独有的诊断用药，如**荧光素钠**和吲哚菁绿。

10. 妥布霉素滴眼液（眼膏）用于**外眼及附属器敏感菌株感染**。

11. 妥布霉素滴眼液（眼膏）的用法用量：轻度及中度感染，**每 4 小时给药 1 次**，每次 1～2 滴；重度感染，每 1 小时给药 1 次，每次 1～2 滴。病情缓解后减量使用，直至病情痊愈。妥布霉素滴眼液可与眼膏合用，即白天使用滴眼液，晚上使用眼膏。

12. 氯霉素滴眼液用于治疗由大肠埃希菌、流感嗜血杆菌、克雷伯菌属、金黄色葡萄球菌、溶血性链球菌和其他敏感菌所致眼部感染，如沙眼、**结膜炎、角膜**

炎、眼睑缘炎等。

13. 红霉素眼膏用于沙眼、结膜炎、眼睑缘炎及**眼外部感染**。

14. 左氧氟沙星滴眼液用于**眼睑炎、睑腺炎、泪囊炎**、结膜炎、睑板腺炎、角膜炎、眼科围手术期的无菌化疗法。

15. 阿昔洛韦滴眼液用法用量：每次 1～2 滴，每**2小时**给药 1 次。

16. 更昔洛韦眼用凝胶临床应用注意事项：**精神病患者及神经中毒症状者**慎用；严禁过量用药。

17. 噻吗洛尔滴眼液主要用于**原发性开角型青光眼**及无晶体青光眼，某些继发性青光眼和高眼压。也可试用于某些对其他药物或手术治疗后无效的青光眼。

18. 卡波姆滴眼液/眼用凝胶用法用量：每次 1 滴，依病情轻重程度，每日 3～5 次或更多次，于**白天和睡前**使用，或遵医嘱。

19. 雷珠单抗注射液临床应用注意事项：①需无菌注射，注射后**60 分钟**内眼压升高，需监测眼内压和眼内炎。②有潜在的免疫原性。③可引起短暂的视觉障碍。

20. 丙美卡因滴眼液用于测定眼压，**每次 1～2 滴**，约 20 分钟即可充分发挥作用，持续 15 分钟，无散瞳作用。

第二节　耳鼻喉科用药

必背采分点

1. 耳鼻喉科疾病局部麻醉药通过抑制神经细胞膜的钠离子通道起到阻断神经兴奋与传导作用。**利多卡因**为中效酰胺类局麻药，作用强于普鲁卡因；丁卡因为长效酯类局麻药，麻醉强度为普鲁卡因的 16 倍。

2. 耳部用药如治疗中耳炎、外耳道炎的抗菌药氯霉素滴耳液、**氧氟沙星滴耳液**、环丙沙星滴耳液等发挥局部抗菌作用。

3. 氯霉素滴耳液（10mL：0.25g）用于治疗敏感菌引起的**外耳炎**、急慢性中耳炎。

4. 氧氟沙星滴耳液（5mL：15mg）用于治疗敏感菌引起的**中耳炎**、外耳道炎、鼓膜炎。

5. 氧氟沙星滴耳液用法用量：滴耳，成人每次**6～10 滴**，每日 2 次。滴耳后再进行约 10 分钟耳浴。根据症状适当增减滴耳次数。小儿滴数酌减。

6. 氢化可的松新霉素滴耳液（5mL：2.5mg/12.5mg）用于治疗**中耳及外耳道炎症**。

7. 碘甘油（1%）用于治疗口腔黏膜溃疡、**牙龈炎及冠周炎**。

8. 盐酸麻黄碱滴鼻液（1%）用于缓解鼻黏膜充血肿胀引起的**鼻塞**。

第十六章 皮肤及外用药

第一节 皮肤寄生虫与感染治疗药

必背采分点

1. **升华硫**有杀菌及杀虫作用，还能去除油脂，有角质促成和角质溶解作用。

2. 林旦是杀灭**疥虫**的有效药物，亦有杀灭虱和虱卵的作用，其与疥虫和虱体体表接触后，透过体壁，引起神经系统麻痹而死。

3. 克罗米通有局部麻醉作用，可治疗**各型瘙痒症**，并有特异性杀灭疥螨的作用，可作用于疥螨神经系统，使疥螨麻痹死亡。

4. 苯甲酸苄酯在高浓度时可杀灭疥虫，作用优于**硫黄**。

5. 莫匹罗星是由荧光假单胞菌培养液产生的代谢物——假单胞菌 A。它的抗菌作用主要是在高浓度时杀菌或在低浓度时起**抑菌作用**。

6. 局部应用的杀灭疥虫药，主要包括**林旦乳膏**、克罗米通、苯甲酸苄酯、硫黄软膏等。

7. 升华硫接触皮肤后转化为**硫化氢**和五硫黄酸而产生杀虫、杀菌（细菌和真菌）作用。

8. 林旦治疗疥疮时，**妊娠期妇女禁用**。

9. 妊娠期及哺乳期妇女禁用**苯甲酸苄酯**。

10. 林旦用于**疥疮和阴虱病**。

11. 林旦临床用于疥疮，药物应涂抹在自颈部以下全身各部位，用药 24 小时后洗浴。换下的衣服及床单等均应煮沸消毒。必要时首次治疗 1 周后可重复治疗 1 次。成人每次用药量不超过**30g**。

12. 林旦不应与**碱性物质**或铁器接触。

13. 克罗米通外用于**疥疮、皮肤瘙痒**。

14. 莫匹罗星的用法用量：外用。局部涂于患处，必要时患处可用敷料包扎或覆盖。每日**2~3次**，5 日为 1 个疗程，必要时可重复 1 个疗程。

15. **中重度肾功能不全患者**慎用莫匹罗星。

第二节 痤疮治疗药

必背采分点

1. 过氧苯甲酰为强氧化剂，易分解，遇有机物缓慢分解出新生态氧和苯甲酸，有杀灭痤疮丙酸杆菌、**抗炎**、轻度溶解粉刺作用，对痤疮丙酸杆菌无耐药性，为炎性痤疮首选外用抗菌用药。

2. 用于痤疮治疗的抗生素，有**抗痤疮丙酸杆菌和抗炎**作用。

3. 常用外用抗生素包括**红霉素**、林可霉素及其衍生物克林霉素、氯霉素及夫地西酸等。

4. 抗角化药具有**改善毛囊皮脂腺导管角化**、溶解微粉刺和粉刺、抗炎、预防和改善痤疮炎症后色素沉着和痤疮瘢痕等作用。

5. 维 A 酸主要是调节表皮细胞的**有丝分裂**和表皮的细胞更新，使病变皮肤的增生和分化恢复正常。

6. 过氧苯甲酰与其他有**脱屑作用**的外用药合用，如间苯二酚、水杨酸、硫黄、维 A 酸，可增加刺激或干燥的不良反应。

7. 维 A 酸与**皮质激素、抗生素**等合用可增强药效。

8. 阿达帕林不宜同用有相似作用机制的维 A 酸类药物或使用"蜡质"脱毛法，且不能同时涂敷**乙醇或香水**。

9. 异维 A 酸应避免和**四环素**同用。

10. **过氧苯甲酰**可能出现过敏性接触性皮炎和干燥现象。

11. 非抗生素类抗菌药禁用于过敏者及**皮肤急性炎症或破溃者**。

12. 抗角化药禁用于药物过敏者、**妊娠及哺乳期妇女**。

13. 眼部、急性或亚急性皮炎、**湿疹类皮肤病**患者禁用维 A 酸。

14. **肝肾功能不全**、维生素 A 过量及高脂血症患者禁用异维 A 酸。

15. 过氧苯甲酰用于治疗寻常痤疮。严重时，可与**抗生素**、维 A 酸制剂或硫黄－水杨酸制剂合用。

16. 维 A 酸用法用量：外用，涂于患处。①寻常痤疮：每晚**1** 次，但重症痤疮需与抗生素或过氧苯甲酰合用。②鱼鳞病、银屑病等角化异常性皮肤病：每日 1～2 次。一日用量不应超过 20g（乳膏剂）。

17. **湿疹**、晒伤、急性和亚急性皮炎、酒渣鼻患者不宜使用维 A 酸。

18. 阿达帕林用于以粉刺、丘疹和脓疱为主要表现的**寻常型痤疮**；面部、胸和背部的痤疮。

19. 阿达帕林外用用量：①成人：睡前用中性肥皂或洗面奶清洁患处，干燥后取适量于患处涂一薄层，**每日1次**。②儿童：12岁以下儿童应用本药的安全性和有效性尚不明确。

20. 阿达帕林临床应用时，如产生过敏或严重的刺激反应，**应立即停药**。用药期间如暴露在日光下，应降低到最小用量；避免接触眼、唇、口腔、鼻黏膜、内眦和其他黏膜组织。用药期间感觉局部皮肤干燥，有细屑，可用润肤剂加以改善。

第三节 皮肤真菌感染治疗药

必背采分点

1. 皮肤抗真菌药是指具有**抑制**或杀死皮肤真菌生长或繁殖的药物。

2. **水杨酸**、**苯甲酸**、十一烯酸、冰醋酸等兼有角质溶解和抑真菌作用，也常用于治疗皮肤真菌感染。

3. 抗生素类抗真菌药分为多烯类抗生素（如两性霉素 B 和制霉菌素等）与非多烯类抗生素（如灰黄霉素），其中**两性霉素 B 抗真菌**活性最强，是唯一可用于治疗深部和皮下真菌感染的多烯类药物。

4. 制霉菌素抗真菌作用和机制与两性霉素 B 相似，对念珠菌属的抗菌活性较高，且不易**产生耐药性**。局部外用治疗皮肤、黏膜浅表真菌感染。口服吸收很少，仅适于肠道白色念珠菌感染。

5. 唑类抗真菌药分为**咪唑类**和三唑类（如伊曲康唑、氟康唑和伏立康唑等）。

6. 丙烯胺类抗真菌药包括**萘替芬和特比萘芬**，为角鲨烯环氧酶的非竞争性、可逆性抑制剂。

7. 吗啉类抗真菌药有**阿莫罗芬**，为局部抗真菌药，通过干扰真菌细胞膜麦角固醇的合成导致真菌死亡。对皮肤癣菌、念珠菌、皮炎芽生菌、荚膜组织胞浆菌、申克孢子丝菌有抗菌活性。

8. 外用制霉菌素偶见**接触性皮炎**、局部发红、刺痛等刺激症状。

9. 阿莫罗芬偶见**局部刺激症状**。

10. 皮肤抗真菌药临床应用禁忌：①抗生素类：对制霉菌素过敏者禁用。②唑类：对本类药过敏者禁用。③丙烯胺类：对本类药过敏者禁用。④吗啉类：对**阿莫罗芬**过敏者、儿童（尤其是婴幼儿）禁用。⑤吡啶酮类：对环吡酮胺过敏者及儿童禁用。

11. 制霉菌素用于消化道念珠菌病，口服用量：成人每次**50 万 ~ 100 万 U**，每日 3 次，连用 7 ~ 10 日；儿童每日 5 万 ~ 10 万 U/kg，分 3 ~ 4 次服用，连用 7 ~ 10 日。

12. 制霉菌素对全身真菌感染无效，治疗念珠菌病，局部用药后**24 ~ 72 小时达最大效应**。

13. 联苯苄唑外用用量：①成人：涂于患处，**每日1次**，并轻轻揉搓几分钟，疗程 2 ~ 4 周。②儿童：花斑癣和皮肤真菌病，每日 1 次或隔日 1 次。皮肤念珠菌病，1% 乳膏剂，每日 1 次，连续 3 周。

14. 特比萘芬外用用量：①成人：涂抹或喷涂于患处，治疗体癣、股癣，**每日1次**，连用 1 ~ 2 周。手癣、足癣、花斑癣，每日 1 次，连用 2 ~ 4 周。②儿童：2 岁以下儿童慎用此药。

15. 特比萘芬临床用药时出现局部皮肤过敏、皮疹加重、**瘙痒**，应立即停药。

16. 环吡酮胺用于甲真菌病，治疗前用温水泡软甲板，尽可能把病甲削薄，将药膏用胶布包扎固定在患处。每日 1 次，需坚持治疗**3 ~ 6 个月**。

第四节　皮肤用糖皮质激素

必背采分点

1. 皮肤外用糖皮质激素具有**消炎、止痒**和抑制皮损发作的作用。

2. 外用糖皮质激素分子的一个直接作用是**使血管收缩**，从而减轻组织水肿，减轻红斑，抑制发热。

3. 糖皮质激素在抑制炎症、减轻症状的同时，也降低人体的防御功能，可致感染扩散，**阻碍创口愈合**等。

4. 在使用糠酸莫米松喷雾剂或干粉吸入剂时，与**酮康唑**合用，可增加莫米松的血药浓度；与氯雷他定合用，对氯雷他定及其主要代谢物的血浆浓度没有影响。

5. 局部应用糖皮质激素常发生可预期的不良反应，如表皮和真皮萎缩致使皮肤变薄，出现皮纹、毛细血管扩张和紫癜等，最常见于**高吸收区（如面、颈、腋窝、会阴、生殖器）**。

6. 长期外用糖皮质激素，尤其外用强效药者，可引起**激素依赖性皮炎**，多见于面部，可见红斑、毛细血管扩张和痤疮样丘疹似酒渣鼻样，伴有瘙痒或灼热感。

7. 长期大面积外用或加封包使用强效、超强效糖皮质激素，由于经皮吸收累积量增加，可发生系统性不良反应，如**库欣综合征**等。

8. 对糖皮质激素或其赋形剂过敏者**禁用**。

9. 外用糖皮质激素不能用于**皮肤溃疡或有皮肤萎缩**的部位，也不能用于局部有明显细菌、真菌及病毒感染的疾病。

10. 强效及超强效激素不宜**大面积使用**。

11. 儿童宜选择弱效或软性激素，如**地奈德、糠酸莫米松**，由于儿童皮肤薄嫩、代谢及排泄功能差，长期大面积应用也会全身吸收，产生系统不良反应。

12. 儿童使用强效激素制剂，连续使用不应超过**2周**；婴儿尿布皮炎尤应慎用，外用激素制剂应限于 5～7 日内。

13. 老年人宜选择弱效或软性激素，如地奈德、糠酸莫米松，对伴有慢性疾病的老年患者，特别是**高血压、糖尿病、心力衰竭患者**，尤其不宜过多地使用。

14. 糠酸莫米松外用于治疗对糖皮质激素有效的皮肤病，如接触性皮炎、**特应性皮炎**、湿疹、神经性皮炎及银屑病等瘙痒性及非感染性炎症性皮肤病。

15. 糠酸莫米松外用用量：①成人：均匀涂于局部患处，**每日1次**。②儿童：婴儿和儿童用本药，应尽可能减少药物用量。

16. 糠酸莫米松不可用于**眼部**。使用过程中发生刺激和过敏反应时，应停药并适当治疗。

17. 过量、长期局部使用糖皮质激素类药物可能**抑制下丘脑－垂体－肾上腺轴**，造成继发性肾上腺功能不足。

18. 在封包用药、大剂量、角质层屏障功能破坏或炎症性皮肤病情况下，会增加糠酸莫米松的系统吸收，有发生**系统性不良反应**的危险。

19. **原发性细菌性、真菌性及病毒性**等感染性皮肤病禁用糠酸莫米松。

20. 过敏体质者、**妊娠期妇女或哺乳期妇女**慎用糠酸莫米松。

21. 丁酸氢化可的松适用于对糖皮质激素外用有效的皮肤病，如**接触性皮炎、特应性皮炎**、脂溢性皮炎、湿疹、神经性皮炎、银屑病等瘙痒性及非感染性炎症性皮肤病。可适用于儿童及面部皮肤。

22. 丁酸氢化可的松外用用量：①成人：均匀涂于患处，用后轻轻揉擦，每日 2～3 次。对顽固、肥厚性皮损可采用**封包疗法**。②儿童：婴儿及儿童可使用，但勿长期、大面积使用或采用封包给药，尽量采用最小有效剂量。

23. 丁酸氢化可的松有**致畸**作用，可透过胎盘屏障，增加胎盘功能不全、新生儿体重减轻或死胎的发生，妊娠期妇女不宜使用。

24. 丁酸氢化可的松可经乳汁分泌，抑制婴儿生长及肾上腺皮质功能，故**哺乳期妇女慎用**。

25. 临床应用丁酸氢化可的松偶见过敏反应。长期用药可致皮肤萎缩、**毛细血管扩张**、色素沉着以及继发性感染。

26. 丁酸氢化可的松禁用于**原发性细菌性、真菌性及病毒性**等感染性皮肤病。

27. **皮肤破溃处**禁用丁酸氢化可的松。

28. **水痘、化脓性皮肤病**禁用丁酸氢化可的松。

29. 曲安奈德外用适用于治疗**接触性皮炎、脂溢性皮炎、神经性皮炎**、湿疹、银屑病、盘状红斑狼疮等对糖皮质激素外用有效的皮肤病。

30. 曲安奈德局部注射可用于瘢痕疙瘩、**肥厚性瘢痕**、腱鞘炎、滑囊炎及肩周炎等的治疗。

31. 曲安奈德外用,涂软膏于患处,**每日 2 ~ 3 次**。注射液,皮损局部注射,每次 10 ~ 40mg,每 3 ~ 4 周给予 1 次。局部注射液使用前应充分摇匀。

32. 曲安奈德不可用于**眼部**,面部、腋下、腹股沟等皮肤细嫩部位慎用。

33. 长期使用曲安奈德,可发生**皮肤萎缩变薄和毛细血管扩张**等。

34. 长期外用曲安奈德可出现毛细血管扩张、多毛、皮肤萎缩、**创伤愈合困难**,封包治疗时易发生毛囊炎、真菌感染等继发感染,面部可出现痤疮样疹、酒糟样皮炎、颜面红斑、口周皮炎等,皮肤皱褶部位可出现萎缩纹。

35. 皮损内局部注射曲安奈德可引起**皮肤萎缩、凹陷**。

36. 曲安奈德禁用于原发性细菌性、真菌性、病毒性等感染性皮肤病，如**脓疱病、体癣、股癣**等。

37. 局部注射曲安奈德时，有**高血压、心脏病、糖尿病**、溃疡病、骨质疏松症、青光眼、肝肾功能不全等患者视病情慎用或禁用。

38. 卤米松外用于对糖皮质激素有效的各种**非感染性炎症性皮肤病**，如亚急性和慢性湿疹、脂溢性皮炎、接触性皮炎、特应性皮炎、局限性神经性皮炎、寻常型银屑病和扁平苔藓等。

39. 卤米松外用时，将本药薄薄地外涂于患处，轻轻揉擦，成人**每日 1~2 次**。对顽固、肥厚的皮损，可采用封包治疗，封包应限于短期和小面积皮损。

40. 卤米松不可用于**眼部**，勿接触眼结膜。慎用于面部或皱褶部位如腋窝、腹股沟，且只能短期使用。

41. 卤米松用药后可有**烧灼感**、皮肤刺激感。

42. 卤米松在临床上禁用于对卤米松过敏者，原发性细菌性、真菌性和病毒性等感染性皮肤病（如水痘、脓疱病、体癣、股癣、单纯疱疹、带状疱疹），接种疫苗后，**梅毒性皮肤病变，皮肤结核病**，玫瑰痤疮，口周皮炎，寻常痤疮等患者。

历年考题

【A 型题】属于超强效的外用糖皮质激素是( )

A. 氢化可的松   B. 地塞米松

C. 卤米松   D. 曲安奈德

E. 氟轻松

【考点提示】C。国内常用的外用糖皮质激素，见下表。

强度	药物	制剂浓度（%）
弱效	醋酸氢化可的松	1.0
中效	醋酸地塞米松	0.025 ~ 0.075
	丁酸氢化可的松	0.1
	醋酸曲安奈德	0.1
强效	糠酸莫米松	0.1
	二丙酸倍氯米松	0.025
	氟轻松	0.025
	哈西奈德	0.025
超强效	卤米松	0.05
	哈西奈德	0.1
	丙酸氯倍他索	0.02

注：以上药物的外用剂型主要以软膏剂、乳膏剂、溶液剂或硬膏剂等为主。

第五节 增色素药

必背采分点

1. 外用的增色素药分为 4 类：**补骨脂素及其衍生物**；重金属元素及其化合物；肾上腺皮质激类；其他光敏剂。

2. 外用的增色素药通过一定的**光敏反应**，使皮肤上出现黑色素沉着，用于治疗白癜风。

3. 甲氧沙林为光敏剂，光敏性强，与表皮细胞结合后，可被**320～400nm 长波紫外线**所激活。

4. 补骨脂素和异补骨脂素来源于豆科植物的果实补骨脂，成分主要为呋喃香豆素类化合物，有**抗肿瘤、促进皮肤色素再生、抗衰老**等作用。其单一或复方外用制剂用于治疗白癜风。

5. 甲氧沙林溶液为补骨脂素衍生物，光敏反应后可促使**黑色素形成**，使皮肤出现色素沉着。

6. 在白化病中，**三甲沙林**能增加皮肤对日光的耐受性，但不能形成黑色素。

7. 临床应用增色素药时，**不得同时服用其他光敏性药物**，与吩噻嗪类药物同用可加剧对眼脉络膜、视网膜和晶状体的光化学损伤。

8. 应用增色素药治疗期间，不宜食用**含呋喃香豆素类**食物，如酸橙、无花果、香菜、芥菜、胡萝卜或芹菜，避免增加光毒性。

9. 外用增色素药，配合长波紫外线（UVA）照射24～48小时后常见**红斑、水疱**，也可见皮肤色素沉着、瘙痒。若照射剂量过大或时间过长，照射部位皮肤上将出现红肿、水疱、疼痛、脱屑等皮疹现象。严重时出现鳞状细胞癌、白内障、中毒性肝炎，但少见。

10. **12岁以下儿童**、年老体弱者及妊娠期妇女禁用增色素药。

11. 有红斑狼疮、皮肌炎、卟啉症、多形性日光疹、着色性干皮病等光敏性疾病患者禁用**增色素药**。

12. 有心血管病、**白化病**、糖尿病、活动性肺结核等禁用增色素药。

13. 甲氧沙林口服或外用，治疗**白癜风、银屑病**、蕈样肉芽肿，也可用于掌跖脓疱病、湿疹、特应性皮炎、扁平苔藓等的治疗。需同时与长波紫外线（UVA）合用，以增加皮肤对日光的耐受性。

14. **严重肝功能不全**患者禁用甲氧沙林。

15. 临床应用甲氧沙林时，为减少服药对胃肠道的刺激，应与**食物或牛奶**一起服。

第六节　治疗银屑病药

必背采分点

1. 银屑病治疗常用的外用药有**煤焦油、地蒽酚、皮质激素类**等，有时也采用光化学疗法。

2. 银屑病局部用药分为**煤焦油类**、树脂类沥青衍生物（地蒽酚）、局部用补骨脂类、其他用药等。

3. 银屑病全身用药包括全身用补骨脂类和**维 A 酸类**等。

4. 地蒽酚通过作用于表皮细胞内的酶，卡泊三醇作用于**皮肤角质形成细胞**，维 A 酸类与表皮细胞的维 A 酸细胞核受体有高亲合力，降低或抑制表皮细胞的有丝分裂，抑制酶活性，使皮肤表皮细胞的增生速率和角蛋白分化正常化，表皮增殖和角朊细胞末端分化正常，纠正或缓解银屑病症状与进展。

5. 煤焦油与**光敏药物**合用，可加剧光敏感作用，不得与甲氧沙林或三甲沙林合用。

6. 地蒽酚与**皮质激素**合用，可减轻其刺激性，缩短皮损的清除期，但银屑病复发率高，引起脓疱型银屑病反跳，应慎合用。

7. **尿素**可增加地蒽酚透皮吸收，可降低其使用浓度而减轻其皮肤刺激。

8. 阿维 A 酯与**异维 A 酸、维 A 酸、维生素 A** 等合用，可增加毒性，应避免同服。

9. 阿维 A 酯与**甲氨蝶呤、苯妥英**等肝毒性药物合用，可增加药物性肝炎等肝毒性的发生。

10. 阿维 A 酯与**光敏药物**合用，可增强光敏作用。

11. 阿维 A 酯与**四环素**合用，可增加颅内压，增加大脑假性肿瘤发生。

12. 阿维 A 与**维生素 A** 和其他维 A 酸类合用，可引起维生素 A 过多症。

13. 阿维 A 与**甲氨蝶呤**合用，肝毒性增加，原因为肝毒性相加和甲氨蝶呤清除率下降。

14. 阿维 A 与**四环素**合用，出现作用相加的颅内压升高。

15. 阿维 A 与**低剂量的孕激素类避孕药**合用，可能导致避孕失败，应避免合用。

16. 阿维 A 合用**苯妥英**，需监测苯妥英游离血药浓度，因阿维 A 可降低苯妥英蛋白结合率，苯妥英游离浓度升高而出现毒性反应，一般不建议合用。

17. 阿维 A 不宜与**圣·约翰草**合用，可导致服用阿维 A 和激素类避孕药的女性发生意外怀孕和出生缺陷。

18. 他扎罗汀与<u>四环素、氟喹诺酮、吩噻嗪、磺胺类</u>等有光敏性的药物合用，会增强光敏性。

19. 煤焦油禁用于对本品过敏者；禁用于<u>婴儿</u>。

20. 地蒽酚临床应用禁忌：①对药物及基质过敏者禁用；②<u>急性皮炎、有糜烂或渗出的皮损部位</u>禁用；③面部、外生殖器部位或皱褶部位禁用。

21. 卡泊三醇临床应用禁忌：对本药或其基质过敏者禁用；<u>高钙血症患者</u>禁用。

22. 阿维 A 酯禁用于对本药过敏者、<u>肾功能不全者</u>、妊娠期妇女、哺乳期妇女。

23. 阿维 A 禁用于对本药或其他维生素 A 或视黄醛或维 A 酸的类似物及代谢物过敏者、<u>维生素 A 过多症患者</u>、高脂血症者、严重肝肾功能不全者、妊娠期妇女或计划 3 年内妊娠者和哺乳期妇女。

24. 他扎罗汀禁用于<u>妊娠期妇女、哺乳期妇女及有生育计划的妇女</u>；禁用于对本药或其他维 A 酸药物过敏者；禁用于急性湿疹、皮炎类患者。

25. 卡泊三醇慎用于<u>儿童</u>。

26. 阿维 A 酯耐受性好，儿童可<u>按成人量</u>使用。

27. 阿维 A 仅用于<u>严重角化异常</u>且无有效替代疗法的儿童患者。

28. 他扎罗汀不推荐用于 18 岁以下银屑病者及<u>12</u>

岁以下儿童痤疮患者。

29. 孕妇与哺乳期妇女慎用煤焦油、卡泊三醇，**禁用阿维 A 酯、阿维 A 和他扎罗汀。**

30. 肝、肾功能不全严重者**禁用阿维 A 酯**，慎用阿维 A。

31. 煤焦油适用于治疗头屑多、**脂溢性皮炎、特应性皮炎**、湿疹、银屑病。用于银屑病时，与紫外线联合治疗。

32. 煤焦油临床用于脂溢性皮炎、湿疹和头屑过多时，用法用量：洗剂，每次**5mL**，涂在润湿的头发和头皮上，轻揉，使起泡沫，保留 3～5 分钟，冲洗干净，再涂药，冲洗，1 周 2～3 次，连续 2～4 周。

33. 地蒽酚主要用于治疗**寻常型银屑病、斑秃**等。

34. 地蒽酚临床用于银屑病，用法用量：将药涂搽于患处，通常每日 1 次，以晚上为合适，过夜，第 2 日清晨或在第 2 次涂药前洗掉。对短期接触治疗，通常以**0.1%～1.0%**药膏涂在皮损上，保留 20～30 分钟后洗去。

35. 地蒽酚临床用于斑秃，用法用量：**每日 1 次**，至斑块消退为止。皮损面积大的，可分批或多次涂抹。

36. 地蒽酚可将皮肤、头发、衣服、床单、浴缸等染成红色。皮肤染色可外用水杨酸软膏，一般**2～3 周**内即可去除。

37. 地蒽酚临床应用时，首次用药宜从**低浓度、小面积**开始，根据耐受和反应情况逐渐提高浓度，扩大面积范围。若皮损或邻近皮肤出现明显的红斑、灼热，应降低浓度、减少涂药次数和缩减药物保留时间。

38. 卡泊三醇外用于**寻常型银屑病**。

39. 卡泊三醇外用用量：软膏**每日1~2次**，于患处涂一薄层，并轻轻揉搓。起效后，可减为每日1次，每周用量不大于100g。治疗头部银屑病，将少量搽剂涂于头部患处皮肤，早晚各1次。每周用量不大于60mL。

40. 卡泊三醇不要与**水杨酸制剂**合用。

41. 卡泊三醇较骨化三醇安全、有效，引起**高钙血症和高钙尿症**的作用较骨化三醇弱200倍，对维生素D受体的亲和力与骨化三醇相当。

42. 阿维A酯治疗严重银屑病，尤其是**红皮病型、脓疱型及斑块型银屑病**；也可治疗难治性角化病（鱼鳞病、毛发红糠疹、毛囊角化症、掌跖角化病）及严重顽固口腔扁平苔藓等。

43. 临床应用阿维A酯，连续用**药2~3个月**治疗方见效，治疗初期可能出现银屑病症状加剧。

44. 阿维A酯与**高脂肪食物**同服可增加阿维A酯吸收；用药期间饮酒，可发生高三酰甘油血症。

45. 阿维A酯临床应用常见不良反应有口干、唇炎、

甲沟炎、皮肤干燥、脱屑、肌痛和关节痛等。

46. 他扎罗汀外用治疗**斑块型银屑病**及寻常痤疮。

47. 他扎罗汀局部外用治疗成人银屑病时，在病损区域均匀涂布薄层乳膏或凝胶，每晚（睡前半小时）1次，一般12周，使用面积应**不超过20%**体表面积；痤疮，待清洁过的皮肤干燥后，取适量乳膏涂搽患处，每晚用药1次。

48. 他扎罗汀临床应用时，用药部位发生瘙痒等皮肤刺激反应，可涂少量润肤剂，改为**隔天给药**；严重时，应停止用药。

49. **他扎罗汀**对严重的银屑病无效。

50. 他扎罗汀不可用于破损或感染的皮肤，因可增加药物吸收。局部用他扎罗汀过量，可引起**皮肤剥离**。

51. 他扎罗汀用于寻常痤疮时，常见反应为**脱屑**、皮肤干燥、红斑、灼热，1%～5%患者出现瘙痒、皮肤刺激、疼痛和刺痛。

第七节　消毒防腐药

📖 **必背采分点**

1. 消毒防腐药是指用化学方法来达到**杀菌、抑菌和**

<u>防腐</u>目的的抗菌药，分为消毒药和防腐药两类。

2. 三氯叔丁醇制剂用于**防腐**时，制剂的 pH 值不能超过 5，否则影响效果。

3. 过氧乙酸遇热、**金属离子**、碱性物质和有机物可加速分解失效。

4. 氯己定则与肥皂、阴离子物质、**碘化钾**有配伍禁忌，遇到悬浮剂如藻酸盐、西黄蓍胶、不溶性粉末（如白陶土），或不溶性钙、镁、锌等化合物时，药效降低。

5. 0.05% 浓度氯己定与**硼酸盐、碳酸氢盐、碳酸盐**、氯化物、枸橼酸盐、硝酸盐、磷酸盐和硫酸盐配伍，可形成低溶解度的盐而析出。氯己定遇硬水可形成不溶性盐，遇软木失去药物活性。

6. 依沙吖啶与含氯溶液、**氯化物、碘化物**、苯酚、碘制剂以及碱性药物等配伍会发生反应，不宜配伍使用。

7. 聚维酮碘禁用于**非毒性甲状腺瘤**、烧伤患者（尤其大面积烧伤者）。

8. 氯己定禁用于**脑、脑膜、中耳**及其他敏感性组织，禁止高浓度用于冲洗膀胱等。

9. 戊二醛禁用于**面部、肛门、生殖器**等部位。

10. 硼酸禁<u>止口服</u>。

11. 妊娠期妇女尤其是 3 个月内的妊娠早期者，禁用**氯己定**。

12. 肝功能不全者禁用聚维酮碘，使用者可导致**肝脏转氨酶 AST 升高**。

13. **0.5%～2.5%浓度过氧乙酸**可用于室内表面、病房用品、医疗器械、水果、蔬菜、餐具、纺织品、皮肤等环境、空气和预防消毒。

14. 过氧乙酸最常用的稀释倍数是 500 倍，即**用 20%的本品 2mL 加水 998mL 制得**，实际含过氧乙酸浓度 0.04%。

15. 过氧乙酸用于**空气消毒**，用 1∶200 液（约 0.1%浓度）对空气喷雾，30mL／m³。

16. 过氧乙酸用于预防消毒，食具、毛巾、水果、蔬菜等用**1∶500 液**洗刷浸泡，禽蛋用 1∶1000 液浸泡，时间 5 分钟，密闭 50～60 分钟。

17. 过氧乙酸为**酸性强氧化性消毒药**，遇有机物释放出新生态氧起氧化作用，能杀灭病毒、细菌、真菌、芽孢等各种病原微生物。

18. 过氧乙酸对**皮肤、黏膜**有刺激性，可见接触性皮炎、急性湿疹、酸性眼结膜损伤，可能诱导支气管哮喘、过敏性鼻炎患者疾病复发。过敏体质禁用。

19. 聚维酮碘用于皮肤消毒、黏膜冲洗，医务人员刷手、泡手，注射、手术部位皮肤消毒，不需用**乙醇**

脱碘。

20. 聚维酮碘用于治疗**皮肤黏膜细菌性感染**，如烫伤、滴虫性或真菌性阴道炎、化脓性皮肤炎、皮肤真菌感染等。

21. 聚维酮碘成人外用用量：①外科手术洗手用，**0.25%～0.5%擦洗3分钟**；②手术部位及注射部位的皮肤消毒，0.25%～0.5%局部擦拭2遍，作用2分钟；③口腔黏膜及创口黏膜创面，0.05%～0.1%，擦拭，作用3～5分钟；④阴道黏膜及伤口黏膜创面，0.025%冲洗3～5分钟；⑤细菌繁殖体污染物品，0.05%浸泡30分钟。

22. **10%聚维酮碘溶液**贮于32℃时的杀菌效果，与室温25℃没差异，但在行腹膜无痛麻醉下羊膜穿刺术时，可考虑温热本品，因患者对温热状态顺应性更好。

23. 聚维酮碘与**过氧化氢**混合可引起爆炸。

24. 氯己定洗液或乳膏剂用于**皮肤或伤口的消毒和清洗**。

25. 氯己定口腔凝胶、喷剂或漱口液用于治疗**口腔感染**，又用作器械消毒药、滴眼药的防腐药。

26. 氯己定经长时间热处理可分解，故1%以上高浓度溶液不能高压灭菌，稀溶液高压灭菌时间**不超过115℃**，30分钟。

27. 氯己定误服后，黏膜刺激性明显，但系统毒性罕见，可考虑**洗胃**及使用胃肠道保护剂。

28. 戊二醛用于**器械消毒**，也可用于治疗寻常疣和多汗症。

29. 戊二醛用于器械消毒，用法用量：**将2%水溶液 pH 调整至 7.5 ~ 8.5**，可用于内镜、口腔科用器械、体温表、橡胶、塑料制品和不耐热器械的消毒，金属器械需要加 0.5% 亚硝酸钠以防锈蚀，完全浸泡 10 ~ 20 分钟。对于经初步仔细清洗过的器具可起到迅速消毒作用，但通常需浸泡 10 小时以上可达完全灭菌的效果。

30. 皮肤接触戊二醛后，可用**肥皂和水**清洗。

31. 临床应用戊二醛时，在消毒前将器械彻底清洗干净，再需浸泡于消毒液中。消毒完成后，应用**蒸馏水或乙醇**冲洗，确保没有戊二醛残留。如内镜冲洗不彻底，可引起戊二醛诱导的大肠炎。

32. 戊二醛误服后，可服用**水、牛奶、活性炭**或其他可缓和胃肠道刺激的药物，但应避免洗胃和使用催吐剂，必要时可进行辅助通气并治疗休克，纠正酸中毒。

33. 戊二醛碱性溶液具有较好杀菌作用。起作用主要依靠**醛基**，作用于具体蛋白的疏基、羟基、羧基和氨基，使之烷基化，引起蛋白凝固，造成细菌死亡。

34. 依沙吖啶可以用于**糜烂、水肿、充血**等范围较大、渗出较多的口腔黏膜溃疡。

35. 依沙吖啶成人用法用量：①含漱，每次 10mL，每日 3 次。**餐后口腔鼓漱 1~3 分钟**。②湿敷，唇部有厚痂糜烂需要湿敷者，用医用纱布或棉球蘸满药液后覆盖于病损处，每次 20~30 分钟，每日 1~3 次。若湿敷用纱布或棉球干燥时，则须更换新蘸药液的纱布或棉球。

36. 硼酸主要用于**皮炎、湿疹类皮肤病**的湿敷。

37. 硼酸可用于眼、口腔、膀胱、子宫等的冲洗；软膏用于**化脓性皮肤病或软化痂皮**。

38. 硼酸与细菌蛋白质中的**氨基酸**结合后发挥抑菌作用，但对细菌和真菌的抑制作用较弱，无刺激性。

39. 硼酸**不宜长期、大面积外用**，以免吸收致蓄积中毒，因排出较慢。

40. 硼酸禁止用作**药品及食品**的防腐剂。

历年考题

【A 型题】对消毒防腐药苯酚耐药的病原微生物是（　　）

A. 球菌　　　　　B. 双球菌

C. 杆菌　　　　　D. 真菌

E. 病毒

【考点提示】E。病原微生物本身对本类药物的敏感性也不相同，如苯酚的杀菌作用强，但对病毒无效；70%～75%乙醇对细菌、病毒（包括新型冠状病毒）有效；病毒对碱类敏感，对酚类耐药；又如真菌对羟苯乙酯敏感，对氧化剂效果差。